现代著名老中医名著重刊丛书·《第七辑》

杂病论方证捷咏

成秉真 著

人民卫生出版社

图书在版编目（CIP）数据

杂病论方证捷咏/成秉真著．—北京：人民卫生出版社，2012.9

（现代著名老中医名著重刊丛书．第七辑）

ISBN 978-7-117-16244-9

Ⅰ.①杂…　Ⅱ.①成…　Ⅲ.①《伤寒杂病论》—方歌—汇编　Ⅳ.①R222.27

中国版本图书馆 CIP 数据核字(2012)第 165017 号

门户网：www.pmph.com	**出版物查询、网上书店**
卫人网：www.ipmph.com	**护士、医师、药师、中医师、卫生资格考试培训**

现代著名老中医名著重刊丛书

第 七 辑

杂病论方证捷咏

著　　者： 成秉真
出版发行： 人民卫生出版社（中继线 010-59780011）
地　　址： 北京市朝阳区潘家园南里 19 号
邮　　编： 100021
E - mail： pmph @ pmph.com
购书热线： 010-59787592　010-59787584　010-65264830
印　　刷： 北京虎彩文化传播有限公司
经　　销： 新华书店
开　　本： 850×1168　1/32　　**印张：** 5　　**字数：** 100 千字
版　　次： 2012 年 9 月第 1 版　　2024 年12月第 1 版第 4 次印刷
标准书号： ISBN 978-7-117-16244-9/R・16245
定　　价： 15.00 元

出版说明

自20世纪60年代开始，我社先后组织出版了一些著名老中医经验整理著作，包括医案、医论、医话等。半个世纪过去了，这批著作对我国现代中医学术的发展发挥了积极的推动作用，整理出版著名老中医经验的重大意义正在日益彰显。这些著名老中医在我国近现代中医发展史上占有重要地位。他们当中的代表如秦伯未、施今墨、蒲辅周等著名医家，既熟通旧学，又勤修新知；既提倡继承传统中医，又不排斥西医诊疗技术的应用，在中医学发展过程中起到了承前启后的作用。他们的著作多成于他们的垂暮之年，有的甚至撰写于病榻之前。无论是亲自撰述，还是口传身授，或是由其弟子整理，都集中反映了他们毕生所学和临床经验之精华。诸位名老中医不吝秘术，广求传播，所秉承的正是力求为民除瘼的一片赤诚之心。诸位先贤治学严谨，厚积薄发，所述医案，辨证明晰，治必效验，具有很强的临床实用性，其中也不乏具有创造性的建树；医话著作则娓娓道来，深入浅出，是学习中医的难得佳作，为不可多得的传世之作。

由于原版书出版的时间已久，今已很难见到，部分著作甚至已成为中医读者的收藏珍品。为促进中医临床和中医学术水平的提高，我社决定将部分具有较大影响力的名医名著编为《现代著名老中医名著重刊丛书》并分辑出版，以飨读者。

第一辑　收录 13 种名著

《中医临证备要》　《施今墨临床经验集》
《蒲辅周医案》　《蒲辅周医疗经验》
《岳美中论医集》　《岳美中医案集》
《郭士魁临床经验选集——杂病证治》
《钱伯煊妇科医案》　《朱小南妇科经验选》
《赵心波儿科临床经验选编》　《赵锡武医疗经验》
《朱仁康临床经验集——皮肤外科》
《张赞臣临床经验选编》

第二辑　收录 14 种名著

《中医入门》　《章太炎医论》
《冉雪峰医案》　《菊人医话》
《赵炳南临床经验集》　《刘奉五妇科经验》
《关幼波临床经验选》　《女科证治》
《从病例谈辨证论治》　《读古医书随笔》
《金寿山医论选集》　《刘寿山正骨经验》
《韦文贵眼科临床经验选》　《陆瘦燕针灸论著医案选》

第三辑　收录 20 种名著

《内经类证》　《金子久专辑》
《清代名医医案精华》　《陈良夫专辑》

《清代名医医话精华》 《杨志一医论医案集》

《中医对几种急性传染病的辨证论治》

《赵绍琴临证 400 法》 《潘澄濂医论集》

《叶熙春专辑》 《范文甫专辑》

《临诊一得录》 《妇科知要》

《中医儿科临床浅解》 《伤寒挈要》

《金匮要略简释》 《金匮要略浅述》

《温病纵横》 《临证会要》

《针灸临床经验辑要》

第四辑　收录 6 种名著

《辨证论治研究七讲》 《中医学基本理论通俗讲话》

《黄帝内经素问运气七篇讲解》 《温病条辨讲解》

《医学三字经浅说》 《医学承启集》

第五辑　收录 19 种名著

《现代医案选》 《泊庐医案》

《上海名医医案选粹》 《治验回忆录》

《内科纲要》 《六因条辨》

《马培之外科医案》 《中医外科证治经验》

《金厚如儿科临床经验集》 《小儿诊法要义》

《妇科心得》 《妇科经验良方》

《沈绍九医话》 《著园医话》

《医学特见记》 《验方类编》

《应用验方》 《中国针灸学》

《金针秘传》

第六辑　收录 11 种名著

《温病浅谈》　《杂病原旨》
《孟河马培之医案论精要》　《东垣学说论文集》
《中医临床常用对药配伍》　《潜厂医话》
《中医膏方经验选》　《医中百误歌浅说》
《中药炮制品古今演变评述》　《赵文魁医案选》
《诸病源候论养生方导引法研究》

第七辑　收录 15 种名著

《伤寒论今释》　《伤寒论类方汇参》
《金匮要略今释》　《杂病论方证捷咏》
《金匮篇解》　《中医实践经验录》
《罗元恺论医集》　《中药的配伍运用》
《中药临床生用与制用》　《针灸歌赋选解》
《清代宫廷医话》　《清宫代茶饮精华》
《常见病验方选编》　《中医验方汇编第一辑》
《新编经验方》

这些名著大多于 20 世纪 60 年代前后至 90 年代初在我社出版，自发行以来一直受到广大读者的欢迎，其中多数品种的发行量达到数十万册，在中医界产生了很大的影响，对提高中医临床诊疗水平和促进中医事业发展起到了极大的推动作用。

为使读者能够原汁原味地阅读名老中医原著，我们在重刊时尽可能保持原书原貌，只对原著中有欠允当之

处及疏漏等进行必要的修改。为不影响原书内容的准确性，避免因换算等造成的人为错误，对部分以往的药名、病名、医学术语、计量单位、现已淘汰的临床检测项目与方法等，均未改动，保留了原貌。对于原著中犀角、虎骨等现已禁止使用的药品，本次重刊也未予改动，希冀读者在临证时使用相应的代用品。

人民卫生出版社
2011年10月

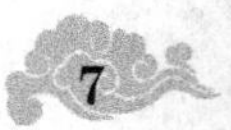

序

余年十九，即从蒋镜泉师穷求医术。已而，好用经方。然数十年来，凡先圣经典著作读之无一成诵者，辄叹医学之难。又惧后之学者因其难而中歇，是用恒抱杞人之忧。而况伪政府轻视、限制，欲灭我辈净尽，不许独立遗存时耶。一九五〇年，行年六十有四，感往昔之蹉跎，恐今后之悠忽，乃赋七律一章以作当头棒喝。其诗曰：

何物驹光年复年？刚才六四鬓皤然。
《伤寒》未熟奚为者，《金匮》犹生盍勉旃。
大道敢云堪意会，古方还是重心传。
无能耻说老夫耄，试看今朝孰后先。

于是，专治《金匮》，采其显确简要之论，及其脉证并治之方，一一作成歌括，名曰《杂病论方证捷咏》。盖凡所谓《金匮玉函经》及《金匮玉函要略方论》《金匮要略》等，皆后世秘藏其书者私立名字，不足取也。第《捷咏》，稿虽屡易，终不敢以示人。一九五四年春，余于湖南中医进修学校担任《杂病论》教授，因出所作以供同学研讨，同学嗜之。佥谓有志熟读《杂病论》者，不得此书，不能成诵，且亟劝付梓焉。余乃复加修饰，苦思常至废寝。若是者有年，才觉稍惬。因思与其藏拙而自私，曷若就正有道免终覆瓿，则杞人之忧释然矣。况我党政空前奖植祖国医术前进，又值百花齐放，敢不一鸣？而犹曰与世无忤、与人无争耶！一九五七年，恰逢国庆。又值武汉长江大桥举行通车典礼之际，因此有感，不禁欣然拔笔志之。

宁乡成秉真

凡例

——《杂病论》二十五篇，惟二十二篇为医家所当熟读之书，故取其有证有方者不避艰险而咏焉。林亿云：尝以对方证对者施之于人，其效若神，以是知方与证分开不可也。其余有证无方者，不必全咏，故仅能间咏一二也。

——《捷咏》者，直捷之咏也。故一条之中有证状脉象等重出者，则但咏其一；间有证状不关重要而又限于字句者，或亦不咏。读者细玩，必自得之。

——歌不必长，辞达即止。《池北偶谈》引山谷云：吟诗不须务多，但义尽可也。古人或四句、或两句便一首，正此义。

——《捷咏》为文字所限，有时用通韵不能写出者，则用旁韵押之，惟高明见谅。

——古方分量及其煮法、服法等，虽有时不必拘泥，然学者必先讲求古法。再求灵活运用。最不失先圣制方之本旨。故凡古法之有关重要者，无不详咏焉。

——学者必先熟读《伤寒》，而后读《杂病论》。故凡方剂已见伤寒者，其药味及煮法服法等概不复咏，但于歌后注明某汤方歌见《伤寒方歌括》云。陈修园《长沙方歌括》，即《伤寒方歌括》，惟其歌不赅证状，余是以拟撰《伤寒论方证捷咏》焉。

——《杂病论》难读，而自来注家皆不注重音义，以致读者不但难索真解，且其字音亦多不确。殊乖打下同学经典基础之旨，兹择其重要者根据《康熙字典》音义附注原文之下。注解则俟余杂病论快读成，再廛高明指正。

——陈修园《金匮方歌括》，虽专咏方药，间有证状全咏者，即采入之。稍缺者，补充之，然必注明陈氏原歌者，免掠美之讥也。

——附方依前人例较正方低一格，又于每方之上加一大圈，以资识别。则附方之后再出正方，自不淆乱矣。

——杂病论各家版本多不一致。兹从王叔和、赵开美、陆渊雷及和医丹波元简诸本校对，择其精确者从之，有两说可通者即附注于后，要为最善读本也。

目录

计上正方二百一十七，附方二十九，综计二百四十又六。方有重出，证不雷同。古谚有之曰：熟读唐诗三百首，不会吟诗也会吟。愿与读者共勉之。

卷　上

脏腑经络先后病脉证第一

问曰：病人有气色见于面部，愿闻其说。师曰：鼻头色青，腹中痛，苦冷者死。原注：一云：腹中冷，苦痛者死。鼻头色微黑者，有水气。色黄者，胸上有寒；色白者，亡血也。设微赤非时者死。其目正圆者痉，不治。又色青为痛，色黑为劳，色赤为风。色黄者便难，色鲜明者有留饮。见：贤去声。露也。俗作现。苦：患也。《汉书》：非徒病肿。又苦跢盭。痉：音颈。

《金鉴》云：色者青赤黄白黑也，气者五色之光华也。

《千金》云：医者遇病，宜先审其人之将死与否。若贸然定方与药，药纵无害，及死则必归咎于医者。虽百喙，其难辞也。故欲攻医，宜先精相。相者何？望之义也。

歌曰：鼻头色青腹中痛，苦冷者死微黑水。
胸上有寒色必黄，白为亡血赤非死。
其目正圆痉不治，青痛黑劳须谛视。
赤为风兮黄便难，若有留饮鲜明是。
谛，音帝。审也。视、是、均上声。

师曰：病人语声寂然喜惊呼者，骨节间病；语声喑喑然不彻者，心膈间病；语声啾啾然细而长者，头中病。寂：音籍。无人声也。又，静也；安也。喑：音阴。失声不能言也。啾：音遒。啾啾，小声也。

歌曰：语声寂然喜惊呼，骨节之闲有病乎。
喑喑不彻心膈病，啾啾细长在头颅。

师曰：息摇肩者，心中坚；息引胸中上气者，咳；息张口短气者，肺痿唾沫。上：音赏。升也。痿：如帷切，音蕤。

歌曰：息摇肩者心中坚，引胸上气即咳焉。
若是张口短气者，肺痿之病唾沫涎。

师曰：吸而微数，其病在中焦，实也，当下之即愈，虚者不治。在上焦者，其吸促；在下焦者，其吸远。此皆难治。呼吸动摇振振者，不治。数：音朔。疾也。谓急疾也。治：平声。

歌曰：病在中焦吸微数，实则下之虚不活。
在上吸促下吸远，上工遇此劳往返。
呼吸动摇振振治已晚。

痉湿暍病脉证并治第二

痉：音颈。《说文》：强急也。暍：音谒。伤暑也。又，音曷。热也。

太阳病，发热无汗，反恶寒者，名曰刚痉。《金鉴》云：反字衍文。恶：去声。

太阳病，发热汗出而不恶寒，名曰柔痉。

秉真按：痉病以项背强急为主证，乃该脑脊髓膜炎破伤风诸病而言。惟此两条应与下文葛根汤栝蒌桂枝汤证合看，裁可断为痉病。且二方亦仅主太阳病，有似痉病之痉，非治真正痉病耳。中风，有真中、类中之辨。痉病，有真痉、类痉之分。

歌曰：刚痉恶寒无汗热，柔痉汗出热不寒。
两节本是太阳病，须合葛根等证看。平声。

太阳病，发汗太多，因致痉。

夫风病，下之则痉。复发汗，必拘急。夫：音扶。语端词。

疮家虽身疼痛，不可发汗，汗出则痉。

歌曰：痉因太阳汗太多，风病下之又若何？
既下成痉复发汗，必然拘急可预断。
疮家身痛汗不宜，汗出则痉咎属谁？

病者身热足寒，颈项强急，恶寒，时头热，面赤，目赤，独头动摇，卒口噤，背反张者，痉病也。强：去声。不随和之义。卒：同猝。匆遽之貌。此下原有六句。丹波氏以为他篇错简。从删。

歌曰：身热足寒项强急，恶寒头热面目赤。
独头动摇痉病真，卒噤背反不著席。
此病今称脑膜炎，大法不外存津液。
著：俗作着。

太阳病，其证备，身体强几几然，脉反沉迟，此为痉。栝蒌桂枝汤主之。几：音殳。《说文》：鸟之短羽。几几然，右笔不钩挑者是。

栝蒌桂枝汤方

栝蒌根二两程、沈作三两　桂枝三两　芍药三两　甘草二两徐、沈有炙字　生姜三两　大枣十二枚上六味，以水九升，煮取三升，分温三服，取微汗。汗不出，食顷，啜热粥发之。

歌曰：太阳证备反沉迟，体强几几总不舒。

柔痉本来应有汗，桂枝汤里入三蒌。

应：平声。桂枝汤方歌见《伤寒方歌括》。

太阳病，无汗，而小便反少，气上冲胸，口噤不得语，欲作刚痉，葛根汤主之。欲：将然之词，如欲雨，欲雪，是。

葛根汤方

葛根四两　麻黄三两，去节　桂枝二两，去皮　芍药二两　甘草二两，炙　生姜三两　大枣十二枚

上七味，㕮咀。以水一斗，先煮麻黄葛根减二升，去沫，内诸药煮取三升，去滓，温服一升。覆取微似汗，不须啜粥。余如桂枝汤法将息及禁忌。㕮咀：音甫沮，古制，以口咬细也。内：同纳。将息：将养休息也，俗谓养息。

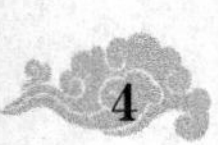

歌曰：太阳无汗尿反少，气上冲胸口噤了。

欲作刚痉此外邪，葛根汤可发其表。

葛根汤方歌见《伤寒方歌括》。

痉为病，胸满口噤，卧不著席，脚挛急，必龂齿。可与大承气汤。著：直略切，俗作着。挛：音连，筋肉短缩拘急也。龂：音械，齿相切也。

大承气汤方

大黄四两，酒洗　厚朴半斤，炙，去皮　枳实五枚，炙　芒硝三合

上四味，以水一斗，先煮枳、朴，取五升，去滓；

内大黄，煮取二升，去滓；内芒硝，更上微火一二沸，分温再服，得下止服。微火：原本作火微。沸：非去声。

歌曰：痉病胸满不着席，口噤龂齿脚挛急。

审察其人里实者，可与大承气汤吃。

大承气汤方歌见《伤寒方歌括》。

太阳病，关节疼痛而烦，脉沉而细者，此名湿痹。湿痹之候，小便不利，大便反快，但当利其小便。痹：笔肄切。俗误作痺。

歌曰：太阳关节痛而烦，脉沉而细名湿痹。

小便不利便反易，但利小便当切记。

风湿相搏，一身尽疼痛，法当汗出而解，值天阴雨不止。医云：此可发汗。汗之，病不愈者何也？盖发其汗，汗大出者，但风气去，湿气在，是故不愈也。若治风湿者，发其汗，但微微似欲出汗者，风湿俱去也。元简云：成本作"似欲汗出"。

歌曰：风湿相搏身尽疼，汗之不愈竟奚因。

风去湿存因汗大，若治风湿似汗平。

湿家病，身疼发热，面黄而喘，头痛鼻塞而烦，其脉大，自能饮食，腹中和无病，头中寒湿，故鼻塞，内药鼻中则愈。内：同纳。陆氏云：内药鼻中，朱奉议及王氏《准绳》，俱用瓜蒂散。

歌曰：湿病身疼热面黄，头疼烦喘不闻香。

自能饮食脉来大，寒湿头中内鼻良。

湿家身烦疼，可与麻黄加术汤发其汗为宜，慎不可以火攻之。

麻黄加术汤方

麻黄三两，去节　桂枝二两，去皮　甘草一两，炙　杏仁七十个，去皮尖　白术四两

上五味，以水九升，先煮麻黄减二升，去上沫，内诸药，煮取二升半，去滓，温服八合，覆取微似汗。

歌曰：湿家身烦疼，麻黄四术从。
　　　发其汗为是，慎勿用火攻。
　　　麻黄汤方歌见《伤寒方歌括》。

病者一身尽疼，发热日晡所剧者，名风湿。此病伤于汗出当风，或久伤取冷所致也，可与麻黄杏仁薏苡甘草汤。晡：波乌切，音逋。申时也。所：犹许也。剧：音急。甚也。

麻黄杏仁薏苡甘草汤方

麻黄去节，半两，汤泡　《外台》作四两无汤泡二字　杏仁十个，去皮尖，炒　《外台》作二两，无炒字　薏苡仁半两　《外台》作半升　甘草一两，炙　《外台》作二两

上剉麻豆大，每服四钱匕，水盏半，煮八分，去滓，温服。有微汗避风。剉：寸卧切。斫也。钱匕：《千金方》云：钱匕者，以汉之五铢钱为之。半钱匕者，则是一钱抄取半边耳。

丹波氏云：此方剂小，而煎法与诸方异，盖后人所改定。《外台》脚气门所载，却是原方，分两注于各药下。方后云：上四味㕮咀，以水五升，煮取二升，分再服，汗出即愈。

歌曰：病名风湿且推详，汗出当风取冷伤。
　　　遍体尽疼热晡剧，杏仁二两草同行。

半升薏苡麻黄四，有汗微时风莫当。

风湿脉浮，身重。汗出恶风者，防己黄芪汤主之。

防己黄芪汤方

防己一两　甘草半两　白术七钱半　黄芪一两一分

上剉麻豆大，每抄五钱匕，生姜四片，大枣一枚，水盏半，煎八分，去滓，温服，良久。再服，喘者加麻黄半两，胃中不和者加芍药三分。分：去声。详中风千金三黄汤注。气上冲者加桂枝三分，下有陈寒者加细辛三分。服后当如虫行皮中，从腰下如冰，后坐被上，又以一被绕腰下，温令微汗差。抄：差交切。以匙取之曰抄。差：去声。与瘥同。病愈曰差。

丹波氏云：此方分两煎法，亦系后人改定。《千金》却是原方，作防己四两，甘草二两，白术三两，黄芪五两，生姜三两，大枣十二枚。上六味㕮咀，以水六升，煮取三升，分三服。服了，坐被中。欲解，如虫行皮中，卧取汗。

按：甘草，《千金》作二两，而丹波氏独此从《外台》作一两，兹改从《千金》。陆本同。

陆氏云：方后加减法，亦系后人窜入。

歌曰：风湿脉浮身且重，恶风汗出五芪宗，
二甘四己三姜术，十二枣枚力最充。
若喘增麻须半两，胃中不协芍宜增。
上冲气者应加桂，下有陈寒入细辛。
芍桂辛皆三分重，虫行皮里汗当温。

伤寒八九日，风湿相搏，身体疼烦，不能自转侧不呕，不渴，脉浮虚而涩者，桂枝附子汤主之。若大便坚，小便自利者，去桂加白术汤主之。

桂枝附子汤方

桂枝四两，去皮　附子三枚，炮，去皮，破八片　生姜三两，切　甘草二两，炙　大枣十二枚，擘

上五味，以水六升，煮取二升，去滓，分温三服。擘：音檗。分擘也。

白术附子汤方

白术二两《伤寒论》作四两　附子一枚半，炮，去皮《伤寒论》作三枚，炮，去皮，破　甘草一两，炙《伤寒论》作二两，炙　生姜一两半，切《伤寒论》作三两，切　大枣六枚《伤寒论》作十二枚，擘

上五味，以水三升，煮取一升，去滓，分温三服。一服觉身痹，半日许再服，三服都尽，其人如冒状，勿怪，即是术附并走皮中，逐水气未得除故耳。

陆氏云：《伤寒论》药量及水，皆多一倍，仍分三服，《千金翼》《外台》并同，《金匮》盖后人所改。

歌曰：伤寒八九风湿搏，疼烦不转不呕渴。
浮虚而涩附枚三，二草三姜四桂索。
十二枣枚效更神，若坚自利当斟酌。
术增四两桂当除，身痹冒状姑勿愕。
即是术附走皮中，逐水未除非药错。

风湿相搏，骨节疼烦，掣痛不得屈伸，近之则痛剧，汗出短气，小便不利，恶风不欲去衣，或身微肿者，甘草附子汤主之。掣：音彻，曳也。

甘草附子汤方

甘草二两，炙　附子一枚，炮，去皮　赵本作二枚　白术二两　桂枝四两，去皮

上四味，以水六升，煮取三升，去滓，温服一升，日三服，初服得微汗则解。能食，汗出复烦者，服五合。恐一升多者，服六七合为妙。

歌曰：风湿相搏骨节疼，且加掣痛不屈伸。

近之痛剧汗短气，小便不利更恶风。

或身微肿术甘二，附二桂四定建功。

太阳中暍，发热恶寒，身重而疼痛，其脉弦细芤迟，小便已，洒洒然毛耸，手足逆冷，小有劳，身即热，口开，前板齿燥，若发其汗，则恶寒甚；加温针，则发热甚；数下之，则淋甚。洒：所买切。洒洒：寒慄貌。数：音朔。频数也。

歌曰：太阳中暍者，发热而恶寒。

身重而疼痛，弦细芤迟焉。

尿已洒然耸，手足亦逆冷。

身热因小劳，口开前齿焦。

若于发汗温针数下不知禁，则其恶寒发热淋病甚。

三法既然皆不宜，治法从可知。

太阳中热者，暍是也，汗出恶寒，身热而渴，白虎加人参汤主之。

李彣曰：热伤气，气泄则汗出，气虚则恶寒，热蒸肌腠，则身热，热伤津液，则作渴。此恶寒身热与伤寒

相类，然所异者，伤寒初起，无汗不渴，中热初起，即汗出而渴也。

白虎加人参汤方

知母六两　石膏一斤，碎　甘草二两　粳米六合　人参三两

上五味，以水一斗，煮米熟，汤成，去滓，温服一升，日三服。

歌曰：伤寒初起不汗渴，汗渴乃热中太阳。
所以恶寒而身热，用得白虎人参汤。

白虎加人参汤方歌见《伤寒方歌括》

太阳中暍，身热疼重，而脉微弱，此以夏月伤冷水，水行皮中所致也。一物瓜蒂汤主之。

一物瓜蒂汤方

瓜蒂二七个　赵刊本作二十个

上剉，以水一升，煮取五合，去滓，顿服。顿：次也，一次服曰顿服。

歌曰：太阳中暍热疼重，微弱只因冷水伤。
水走皮中之所致，蒂宜二七水煎尝。

百合狐惑阴阳毒病脉证并治第三

论曰：百合病者，百脉一宗，悉致其病也。意欲食复不能食，常默默，欲卧不能卧，欲行不能行，饮食或有美时，或有不欲闻食臭时，如寒无寒，如热无热，口苦，小便赤，诸药不能治，得药则剧吐利，如有神灵

者，身形如和，其脉微数，每溺时头痛者，六十日乃愈；若溺时头不痛，淅然者，四十日愈；若溺快然，但头眩者，二十日愈。其证或未病而预见，或病四五日而出，或病二十日，或一月后见者，各随证治之。默默：一本作默然。臭：抽去声。凡气之总名。溺：奴吊切，与尿同。淅：音析。《大词典》云：淅然，寒栗貌。见：音现。

歌曰：百脉一宗悉致病，欲卧欲行都不顺。
饮食或美或恶闻，如寒如热无是证。
口苦溺赤药不治，得药吐利知神并。
身形如和脉微数，溺时头痛六十活。
不痛淅然四十痊，溺快但眩二十天。
其证或见未病时，或在病后随治之。

百合病，发汗后者，百合知母汤主之。

百合知母汤方

百合七枚，擘　知母三两，切

上先以水洗百合，渍一宿，当白沫出，去其水，更以泉水二升，煎取一升，去滓；别以泉水二升煎知母，取一升，去滓；后合和煎取一升五合，分温再服。渍：集义切，音恣。沤也，谓沉浸其中，使之沁入也。

歌曰：病非应汗汗伤阴，百合七枚三母寻。
百渍一宵倾沫尽，更须泉二煮成升。
母宜另水二煎一，合煮一升五合分。
谓分温再服也。应：平声。

百合病，下之后者，百合滑石代赭汤主之。原本滑石上无百合二字，《外台》有之。

百合滑石代赭汤方

百合七枚，擘　滑石三两，碎，绵裹　代赭石如弹丸大一枚，碎，绵裹

上先以水洗百合，渍一宿，当白沫出，去其水，更以泉水二升煎取一升，去滓；别以泉水二升煎滑石、代赭，取一升，去滓，后合和重煎，取一升五合，分温服。分温下，陈本有再字，原本无之。

歌曰：下之后者病如斯，百合七枚赭弹施，
滑石三兮绵可裹，先煎百合若前为。
滑赭别泉二煮一，合煎升五再吞之。
弹：去声。若前：百合知母汤煎法。

百合病，吐之后者，用后方主之。

百合鸡子汤方

百合七枚，擘　鸡子黄一枚

上，先以水洗百合，渍一宿，当白沫出，去其水，更以泉水二升煎取一升，去滓，内鸡子黄搅匀，煎五分，温服。搅，音绞，挠动液体使之融和也。

歌曰：吐之后者复何为？合七先煎法旧宜。
鸡子黄匀须一颗，五分煎到始吞之。

百合病，不经吐下发汗，病形如初者，百合地黄汤主之。

百合地黄汤方

百合七枚，擘　生地黄汁一升

上，先以水洗百合，渍一宿，当白沫出，去其水，更以泉水二升煎取一升，去滓，内地黄汁煎取一升五

合，分温再服，中病，勿更服，大便当如漆。中：去声。

歌曰：不经吐下汗诸伤，病状如初合旧匡。

地汁一升后内入，煎成升五莫慌忙。

分温再服中斯止，大便当如漆者良。

百合依旧法另煎。中：去声。斯：即也。

百合病，一月不解，变成渴者，百合洗方主之。

百合洗方

上以百合一升，以水一斗渍之一宿，以洗身，洗已，食煮饼，勿以盐豉也。

陆氏云：煮饼：《千金》作汤饼。张师正《倦游录》云：凡以面为食，煮之，皆谓汤饼。

歌曰：月周不解渴形成，水斗合升渍洗身。

洗已即宜食煮饼，勿尝盐豉自津生。

百合病，渴不差者，栝蒌牡蛎散主之。

栝蒌牡蛎散方

栝蒌根　牡蛎熬，等分

上为细末，饮服方寸匕，日三服。熬：牛刀切，音敖。《说文》：干煎也。方寸匕：古药剂量名。其匕，正方一寸，抄散取不落为度，犹今言一茶匙也。

歌曰：洗而仍渴属浮阳，牡蛎蒌根并等量。

研末饮调方寸匕，寒兼咸苦效逾常。

陈氏原歌

百合病，变发热者，百合滑石散主之。

百合滑石散方

百合一两，炙　滑石三两

上为散，饮服方寸匕，日三服，当微利者止服，热则除。

歌曰：前此寒无热亦无，变成发热热堪虞。

石三合两炙为散，方寸饮调三次茹。

微利便当停后服，果然热则一时除。

二句陈氏原歌。

狐惑之为病，状如伤寒，默默欲眠，目不得闭，卧起不安，蚀于喉为惑，蚀于阴为狐，不欲饮食，恶闻食臭，其面目乍赤、乍黑、乍白，蚀于上部则声嗄，甘草泻心汤主之；蚀于下部则咽干，苦参汤洗之；蚀于肛者雄黄熏之。蚀：音食。嗄：史亚切，沙去声，声嘶也。

甘草泻心汤方

即《伤寒》甘草泻心汤加人参三两。

甘草四两　黄连一两　黄芩　干姜　人参各三两　半夏半升　大枣十二枚

上七味，以水一斗，煮取六升，去滓，再煎，取三升，温服一升，日三服。

按原本水上无“以”字。再煎下无“取三升”三字。陆云，当有之。

苦参汤方

丹波氏：原本缺，徐沈尤本所载如左。

苦参一升

上以水一斗，煎取七升，去滓，熏洗，日三次。

雄黄熏方

雄黄

上一味为末，筒瓦二枚合之，烧，向肛熏之。

歌曰：狐惑之病似伤寒，欲眠不闭卧不安。
　　蚀阴为狐蚀喉惑，恶食面乍赤黑白，
　　虫蚀上部则声嗄，甘草泻心三参借，
　　虫蚀下部则咽干，苦参汤洗病何难，
　　虫蚀肛者雄黄熏，一味为末瓦合焚。
　　甘草泻心汤方歌见《伤寒方歌括》。

病者脉数，无热，微烦，默默但欲卧，汗出。初得之三四日，目赤如鸠眼，七八日，目四眥黑，若能食者，脓已成也，赤小豆当归散主之。眥：音剂。目眶也。

赤小豆当归散方

赤小豆三升，浸，令芽出，曝干　当归十两　丹波氏云：原本缺两数，今依宋本及愈本补之。

上二味，杵为散，浆水服方寸匕，日三服。《大词典》云：浆水，秫米和曲酿成，如醋而淡，点牛乳作饼用之。

歌曰：脉数无热卧汗烦，得之三四目如丹。
　　七八眥黑若能食，脓成三豆芽曝干。
　　当归十两同杵散，方寸浆调日服三。

阳毒之为病，面赤斑斑如锦文，咽喉痛，唾脓血，五日可治，七日不可治，升麻鳖甲汤主之。

阴毒之为病，面目青，身痛如被杖，咽喉痛，五日可治，七日不可治，升麻鳖甲汤去雄黄蜀椒主之。

升麻鳖甲汤方

升麻二两　当归一两　甘草二两　蜀椒炒，去汗，一两　鳖甲手指大一片，炙　雄黄半两，研上六味，以水四升，煮取一升，顿服之，老小再服，取汗。顿服之：谓一次服尽也。

歌曰：面赤斑斑毒入阳，五天可疗七天亡。
咽喉痛又唾脓血，鳖甲片如一指量，
半两雄黄升草二，椒归一两水煎尝。
如其咽痛身如杖，阴毒面青除蜀黄。
疗：去声。量：平声。

疟病脉证并治第四

师曰：疟脉自弦，弦数者多热，弦迟者多寒，弦小紧者下之差，弦迟者可温之，弦紧者可发汗，针灸也。浮大者可吐之，弦数者风发也。以饮食消息止之。消息：消谓减，息谓增。意谓斟酌饮食，使中气足而病自已也。

歌曰：疟脉自弦弦数热，弦小紧下迟可温，
弦紧发汗针灸可，浮大可吐弦数风，
因脉施治病不已，饮食消息定奏功。

病疟，以月一日发，当以十五日愈。设不差，当月尽解；如其不差，当云何？师曰：此结为癥瘕，名曰疟母，急治之，宜鳖甲煎丸。

鳖甲煎丸方

鳖甲十二分，炙　赤硝十二分　乌扇三分，烧　即射干　黄芩三分　鼠妇三分，熬　干姜三分　大黄三分　桂枝三分　石韦三分，去毛　厚朴三分　紫葳三分　阿胶三分，炙　芍药五分　牡丹五分，去心　䗪虫五分，熬　半夏一分　葶苈一分，熬

人参一分　瞿麦二分　桃仁二分　蜂窠四分，炙　柴胡六分　蜣螂六分，熬

上二十三味为末，取锻灶下灰一斗，清酒一斛五斗，原本、赵氏、丹波氏、陆氏、皆作五斗，别本作五升。浸灰，候酒尽一半，著鳖甲于中，煮令泛烂如胶漆，绞取汁，内诸药，煎为丸如梧子大，空心服七丸，日三服。著：俗作着。内：同纳。

丹波氏云：锻灶灰，即锻铁灶中灰尔，亦主癥瘕坚积。又云：浸灰，候酒尽一半，《千金》作以酒浸灰，去灰取酒。似是。

《金鉴》云：《千金方》去鼠妇赤硝，而加海藻、大戟以软坚化水，更妙。

歌曰：病疟日发十五愈，设若不差当月尽。
如其不差结疟母，急治硝甲十二分，去声。
三分朴黄芩鼠妇，桂姜乌扇紫葳胶，
更偕石韦同分两，五分丹皮芍䗪熬，
参葶夏一瞿桃二，六分蜣柴蜂四敲，
锻灰一斗酒斛五，浸灰著甲如胶煮。
绞汁内药煎为丸，如梧子七日服三。

温疟者，其脉如平，身无寒，但热，骨节疼烦，时呕，白虎加桂枝汤主之。

白虎加桂枝汤方

知母六两　石膏一斤　甘草二两，炙　粳米二合《伤寒论》作六合。粳：音庚。　桂枝三两，去皮

上五味，以水一斗，煮米熟，汤成，去滓，温服一

升，日三服。煮法从徐、沈。

歌曰：疟疾何为脉似平，只因时呕骨烦疼。

无寒但热为温疟，且入桂三白虎中。

白虎汤方歌见《伤寒方歌括》。

疟多寒者，名曰牝疟，蜀漆散主之。

按：牝疟，原本作牡疟。丹波氏云：程作牝疟，《金鉴》同。吴氏《医方考》云：牝：阴也，无阳之名，故多寒名牝疟。此说得之。

蜀漆散方

蜀漆洗，去腥　云母烧二日夜　龙骨等分

上三味，杵为散，未发前，以浆水服半钱匕。按：原本此下有“温疟云云”十四字，尤本删之。

歌曰：疟多寒者名为牝，云母烧兮蜀漆洗，

龙骨等分未发前，以浆水服半钱匕。

附　外台秘要方

他本方上有三字。程本、《金鉴》并不载附方，以下各篇同。

牡蛎汤

治牝疟。

按：牝疟，原本作牡疟，今改正。

牡蛎四两，熬　麻黄去节，四两　甘草二两　蜀漆三两

上四味，以水八升，先煮蜀漆、麻黄，去上沫，得六升，内诸药煮取二升，温服一升。若吐，则勿更服。

歌曰：牡蛎汤治牝疟良，四麻三漆先熬汤，

二甘四牡后同煮，若吐则停勿更尝。

柴胡去半夏加栝蒌根汤

治疟病发渴者，亦治劳疟。

柴胡八两　人参　黄芩　甘草各三两　栝蒌根四两　生姜三两　原本作二两　大枣十二枚

上七味，以水一斗二升，煮取六升，去滓，再煎，取三升，温服一升，日三服。原本作日二服。

歌曰：柴胡去夏为伤阴，加入蒌根四两珍。
疟病渴因邪灼液，若治劳疟亦津津。

陈氏原歌，末句更改。 小柴胡汤方歌见《伤寒方歌括》

柴胡桂枝干姜汤

治疟寒多微有热，或但寒不热。服一剂如神。

柴胡半斤　桂枝三两，去皮　干姜二两　栝蒌根四两　黄芩三两　甘草二两，炙　牡蛎二两，熬

上七味，以水一斗二升，煮取六升，去滓，再煎，取三升，温服一升，日三服。初服微烦，复服汗出便愈。

歌曰：设疟寒多微有热，或但寒兮柴桂姜。
初服微烦须再服，若云汗出病斯康。

柴胡桂枝干姜汤方歌见《伤寒方歌括》。

中风历节病脉证并治第五

夫风之为病，当半身不遂，或但臂不遂者，此为痹，脉微而数，中风使然。 臂：笔义切，《说文》：手上也。

陈修园云：以“脉微而数中风使然”八字，提出中风之大纲，如大海行舟，按杂经以定子午，则所向自无差错。

歌曰：半身不遂风之病，但臂不遂此痹证。
脉微而数风使然，提出大纲乃定论。

附：《内经》中风一则

岐伯曰：中风大法有四：一曰偏枯，半身不远；二曰风痱，于身无所痛，四肢不收；三曰风懿，奄忽不知人；四曰风痹，诸痹类风状。痱：音肥，风病也。奄：上声。奄忽：忽然也。

歌曰：中风大法名有四，一曰偏枯半不遂；
二曰风痱身无疼，四肢不收君当记；
三者奄忽不知人，此病之名曰风懿；
四者诸痹类风状，病非真中名风痹。

侯氏黑散

治大风，四肢烦重，心中恶寒不足者。原注《外台》治风癫。

人参三分　白术十分　茯苓三分　当归三分　芎䓖三分　桂枝三分　干姜三分　细辛三分　防风十分　菊花四十分　桔梗八分　黄芩五分　牡蛎三分　矾石三分　分：去声。详下三黄汤注。

上十四味，杵为散，酒服方寸匕，日一服。初服二十日，温酒调服，禁一切鱼肉大蒜，常宜冷食，六十日止，即药积在腹中不下也，热食即下矣，冷食自能助药力。

歌曰：心中恶寒不足者，四肢烦重乃大风。
归桂辛苓芎几许，姜参矾蛎三分同，
四十菊花十术防，五芩八桔杵散尝。
酒调方寸日一服，初服兼旬温酒匡，
一切鱼肉大蒜禁，冷食六旬药力强。
不但中风为的剂，《外台》借治风癫良。

风引汤

除热瘫痫。 痫：音干，谓其病发作有时间也。丹波氏云：楼氏《纲目》作除热癫痫，王氏《准绳》同。

大黄　干姜　龙骨各四两　桂枝三两　甘草　牡蛎各二两　寒水石　滑石　赤石脂　白石脂　紫石英　石膏各六两

上十二味，杵，粗筛，以韦囊盛之。取三指撮，井花水三升，煮三沸，温服一升。原注：治大人风引，少小惊痫瘈疭，日数十发，医所不疗除热方。巢氏云：脚气宜风引汤。 盛：音承，受也。 井花水：平旦第一汲，为井花水。 按瘈，当作瘛，瘛疭：音制纵，筋脉拘急曰瘛，筋脉弛张曰疭。 疗：音料，读平声者非。

歌曰：风引汤除热癫瘫，三两桂枝二牡甘，
龙姜大黄各四两，六膏赤白紫滑寒。
杵筛之后韦囊盛，取三指撮井三升，
煮三沸，服一升，大人风引小儿惊。
脚气宜此巢氏论。平声。

防已地黄汤

治病如狂状，妄行独语不休，无寒热，其脉浮。

防已　甘草各一分　桂枝　防风各三分

上四味，以酒一杯，渍之一宿，绞取汁；生地黄二斤，㕮咀，蒸之如斗米饭久，以铜器盛其汁；更绞地黄汁，和分再服。渍：音恣。盛：音承。

歌曰：脉浮独语病如狂，寒热无兮三桂防。
一分己甘杯酒渍，取其清汁归于阳。
二斤生地蒸良久，绞汁和匀分再尝。
徐氏云：生渍取清汁，归之于阳以散邪热。

头风摩散方

大附子一枚，炮　盐等分

上二味为散，沐了，以方寸匕摩疾上，令药力行。沐：音木，濯发也《左传》：公辞焉以沐。了：毕也。

歌曰：头风摩散治头风，炮附一枚盐等分。
沐了只将方寸匕，令摩疾上力能行。

诸肢节疼痛，身体尩羸，脚肿如脱，头眩短气，温温欲吐，桂枝芍药知母汤主之。尩：音汪，俗作尪，跛曲胫也。又，羸弱也。眩：音炫，目无常主也，犹俗曰眼花。

桂枝芍药知母汤方

桂枝四两　芍药三两　甘草二两　麻黄二两　附子二两，炮　赵本作一枚　白术五两　陈本作四两　知母四两　防风四两　生姜五两

上九味，以水七升，煮取二升，温服七合，日三服。

歌曰：诸肢节痛体尩羸，脚肿大兮似脱哉。
欲吐温温头眩短，芍三姜术五兼该。
知防与桂均须四，附子麻甘二两培。

病历节，不可屈伸，疼痛，乌头汤主之。

乌头汤方

亦治脚气疼痛，不可屈伸。他本无亦字，尤本有之。

黄芪　麻黄　芍药各三两　甘草炙　丹波氏云：按：甘草原本阙两数，俞、徐、沈、尤并云三两，未知何据。川乌五枚，㕮咀，以蜜二升，煎取一升，即出乌头。

上五味，㕮咀四味，以水三升，煮取一升，去滓，内蜜煎中，更煎之，服七合，不知，尽服之。

歌曰：历节疼来不屈伸，或因肺气证维均。

芍芪麻草皆三两，二蜜五乌煎一升。

四味水三煮取一，纳于蜜内更煎吞。

矾石汤

治脚气冲心。

矾石二两

上一味，以浆水一斗五升，煎三五沸，浸脚良。

歌曰：脚气冲心二两矾，煎开浆水浸之安。

附　方

《古今录验》续命汤

治中风痱，身体不能自收，口不能言，冒昧不知痛处，或拘急不得转侧。陈本“收”下有“持”字。

麻黄　桂枝　甘草　干姜　石膏　当归　人参各三两　杏仁四十枚　芎䓖原本阙两数，俞本作一两五钱。

上九味，以水一斗，煮取四升，温服一升，当小汗，薄覆脊，凭几坐，汗出则愈，不汗，更服，无所禁，勿当风。并治但伏不得卧，咳逆上气，面目浮肿。

上：音赏。

歌曰：风痱身体不能收，口不能言痛不知。
或则拘急不转侧，姜麻参桂草膏归。
同行三两莫差使，卌杏芎须两半宜。
薄覆脊兮凭几坐，必须汗出避风吹。
假如但伏不得卧，咳逆面肿并治之。
卌：音析。四十也。

《千金》三黄汤

治中风，手足拘急，百节疼痛，烦热心乱，恶寒，经日不欲饮食。

麻黄五分　独活四分　细辛　黄芪各二分　黄芩三分

上五味，以水六升，煮取二升，分温三服。一服小汗，二服大汗。心热加大黄二分，腹满加枳实一枚，气逆加人参三分，悸加牡蛎三分，渴加栝蒌根三分，先有寒加附子一枚。

陆氏云：出《千金》第八卷偏风门，名仲景三黄汤。分量皆以铢两计，每分为六铢，盖汉人以二十四铢为两，唐人以四分为两也。秉真按：四分为两，一分即为六铢。分：去声。《金鉴》、陈氏同。又，按衡法，两十分之一为钱，其制始自宋初，古本以二十四铢为两，后因不便计算，乃十分其两而有钱之名，然则本书方剂分量，凡云分钱者，皆非仲师原文也。读是书者，必先知之。

歌曰：中风拘急百节疼，恶寒烦热乱心中，
麻黄五分芪辛二，四活三芩力最充。加味
心热大黄二分餐，消除腹满枳枚单。
虚而气逆宜参补，牡蛎潜阳悸可安。
增入蒌根能止渴，各加三分效堪观。
病前先有寒邪在，附子一枚仔细看。
加味歌，陈氏原歌。

《近效方》术附汤

治风虚，头重眩，苦极，不知食味，暖肌补中，益精气。

白术二两　附子一枚半，炮，去皮　甘草一两，炙

上三味，剉，每五钱匕，姜五片，枣一枚，水盏半，煎七分，去滓，温服。

歌曰：风虚头重眩，苦极不知味，
暖肌补中益精气，一甘二术附枚半。
剉碎每用五钱匕，水煎枣枚姜五片。

崔氏八味丸

治脚气上入，少腹不仁。上：音赏。

干地黄八两　山茱萸　薯蓣各四两　即山药　泽泻　茯苓　牡丹皮各三两　桂枝　附子炮，各一两

上八味，末之，炼蜜和丸，梧子大，酒下十五丸，日再服。

歌曰：脚气上入，少腹不仁，
崔氏八味，其效如神。
崔氏八味丸，即肾气丸。方歌见《妇人杂病》。

丹波氏云：《外台》脚气不随门，载崔氏方凡五条，第四条云：若脚气上入少腹，少腹不仁，即服张仲景八味丸。《旧唐书·经籍志》：崔氏《纂要方》十卷，崔知悌撰。所谓崔氏其人也，不知者以为仲景收录崔氏之方，故详及之。

《千金方》越婢加术汤

治肉极，热则身体津脱，腠理开，汗大泄，厉风气，下焦脚弱。

按：肉极：六极之一。陆氏云，《千金》有肉极门。极者，疲极之意。

麻黄六两　石膏半斤　生姜二两　赵本三两　甘草二两　白术四两　大枣十五枚　陈本十二枚

上六味，以水六升，先煮麻黄去上沫，内诸药，煮取三升，分温三服。恶风加附子一枚，炮。

歌曰：肉极热则体脱津，腠开汗泄厉风气。
下焦脚弱千金方，越婢加术当细味。
越婢加术汤方歌见《水气病》。

血痹虚劳病脉证并治第六

问曰：血痹病，从何得之？师曰：夫尊荣之人，原本无之字骨弱，肌肤盛，重因疲劳汗出，卧不时动摇，加被微风，遂得之，但以脉自微涩在寸口，唐氏云：脉微涩在寸口，是一句。关上小紧，宜针引阳气，令脉和紧去，则愈。重：平声。丹波氏云：卧上脉经有起字。加作如。

歌曰：血痹病从何得之？尊荣骨弱肌肤盛，
重因劳汗卧动摇，加被微风遂得病，
寸口微涩关小紧，令其脉和宜针引。

血痹，阴阳俱微，寸口关上微，尺中小紧，外证身体不仁，如风痹状，黄芪桂枝五物汤主之。

黄芪桂枝五物汤方

黄芪三两　芍药三两　桂枝三两　生姜六两　大枣十二枚

上五味，以水六升，煮取二升，温服七合，日三服。原注一方有人参。

歌曰：血痹阴阳脉并微，寸关二脉亦同之，
尺中小紧身麻木，风痹状如桂芍芪，
六两生姜余减半，枣枚十二效尤奇。

夫男子平人，脉大为劳，极虚亦为劳。尤本，极上有脉字。

劳之为病，其脉浮大，手足烦，春夏剧，秋冬差，阴寒精自出，酸削不能行。　酸：《外台》作痠。

男子，脉浮弱而涩，为无子，精气清冷。

陆氏云：脉浮者，阴虚肌肉薄，故脉管浅露也；脉弱而涩者，血少，且心机衰弱也。《巢源·虚劳无子候》云：丈夫无子者，其精清如水，冷如冰铁，皆为无子之候。

歌曰：脉大或见脉极虚，男子平人劳病乎。

其二：劳之为病脉浮大，手足烦兮秋冬差。

阴寒精自出，酸削不能行。参透个中即越人。差：去声。

其三：脉来浮弱涩，精气冷清时，
若不求诸己，徒兴伯道悲。

夫失精家，少腹弦急，阴头寒，目眩，发落，脉极虚芤迟，为清谷，亡血，失精。丹波氏云：按此条，原本连下桂枝龙牡汤，今依程本分作二条。

脉得诸芤动微紧，男子失精，女子梦交，桂枝龙骨牡蛎汤主之。

桂枝龙骨牡蛎汤方

桂枝　芍药　生姜各三两　甘草二两，炙　大枣十二枚　龙骨　牡蛎各三两

上七味，以水七升，煮取三升，分温三服。原注：《小品》云：虚弱浮热汗出者，除桂，加白薇、附子各三分，故曰二加龙骨汤。

歌曰：失精家病有多端，少腹弦急阴头寒。
既见极虚芤迟发落眩，又为清谷亡血失精三。见：音现。

其二：芤动或呈微紧脉，男儿精失女儿交。
桂枝汤内加龙牡，三两相匀要细敲。
末二句陈氏原歌。桂枝汤方歌见《伤寒方歌括》。

其三：虚弱浮热汗出者，附薇三分入之良。
更须减去方中桂，小品二加龙骨汤。分：去声。

天雄散方

程氏、《金鉴》并删此方。

天雄三两，炮　白术八两　桂枝六两　龙骨三两

上四味，杵为散，酒服半钱匕，日三服，不知，稍增之。尤云：此疑后人所附，为补阳摄阴之用也。

歌曰：阴精不固本之阳，龙骨天雄三两匡，

六两桂枝八两术，半钱匕散酒调尝。

陈氏原歌，末句略改。

虚劳，里急，悸，衄，腹中痛，梦失精，四肢酸疼，手足烦热，咽干口燥，小建中汤主之。衄：女育切，音忸。鼻血也。悸：音季，心动也。

小建中汤方

桂枝三两，去皮　甘草三两，炙　陈本作二两　芍药六两　生姜三两　大枣十二枚　胶饴一升

上六味，以水七升，煮取三升，去滓，内胶饴，更上微火消解，温服一升，日三服。原注：呕家不可用建中汤，以甜故也。

歌曰：虚劳里急悸而衄，梦失精兮腹内疼，

手足酸疼且烦热，咽干口燥小建中。

小建中汤方歌见《伤寒方歌括》。

虚劳里急，诸不足，黄芪建中汤主之。

黄芪建中汤方

原注：于小建中汤内，加黄芪一两半，余依上法。气短胸满者加生姜；腹满者去枣，加茯苓一两半；及疗肺虚损不足，补气加半夏三两。

歌曰：小建中加两半芪，诸虚里急此方好。

气短胸满加生姜，两半苓治满去枣。

肺家虚损亦治之，补气夏三知者少。

虚劳腰痛，少腹拘急，小便不利者，八味肾气丸主之。方见《妇人杂病》中。

歌曰：虚劳腰痛尿不利，少腹拘急主肾气。

虚劳诸不足，风气百疾，薯蓣丸主之。

薯蓣丸方

薯蓣三十分　即山药　人参七分　白术六分　茯苓五分　甘草二十八分　陈本二十分　当归十分　芎䓖六分　芍药六分　干地黄十分　阿胶七分　大枣百枚，为膏　桂枝十分　防风六分　柴胡五分　桔梗五分　杏仁六分　白蔹二分　曲十分　《千金》作神曲　麦门冬六分　干姜三分　豆黄卷十分

上二十一味，末之，炼蜜和丸，如弹子大，空腹酒服一丸，一百丸为剂。

歌曰：虚劳诸虚伤人脑，风气百疾有至宝。
三十薯蓣廿八草，三姜二蔹百枚枣，
桔茯柴胡五分匀，参胶七分不可少，
更有六分不参差，芎芍杏防麦术好，
豆卷地归曲桂枝，均宜十分和药捣。
炼蜜和丸弹子大，空腹一丸酒服下。
百丸为剂通造化。　参差：音葱雌。不齐也。　分、弹：并去声。陈氏原歌，略加修改。

虚劳虚烦不得眠，酸枣仁汤主之。

酸枣仁汤方

酸枣仁二升　甘草一两　知母　茯苓　芎䓖各二两　陈本作一两。

上五味，以水八升，煮酸枣仁得六升，内诸药，煮取三升，分温三服。

歌曰：虚烦往往不能眠，酸枣二升八水先，

煮得六升纳草一，茯知芎二后同煎，

三升煎取分三服，服后恬然入睡焉。

五劳，虚极，羸瘦，腹满不能饮食，食伤，忧伤，饮伤，房室伤，饥伤，劳伤，经络营卫气伤，内有干血，肌肤甲错，两目黯黑，缓中补虚，大黄䗪虫丸主之。黯：乙减切，音暗，深黑也。

大黄䗪虫丸方

大黄十分，蒸　䗪虫半升　干漆一两　虻虫一升　水蛭百枚　蛴螬一升　陈本作百枚　桃仁一升　芍药四两　干地黄十两　黄芩二两　杏仁一升　甘草三两

上十二味，末之，炼蜜和丸，小豆大，酒饮服五丸，日三服，

歌曰：五劳虚极呈何形，羸瘦腹满食不能。

病由食饮忧伤房室伤，况复饥劳经络营卫气同戕。

内有干血肤甲错，两目黯黑证的确。

缓中补虚法可遵，水蛭百枚䗪半升，

桃杏虻蛴一升吞，一两干漆十地黄，

更用大黄十分匡，四芍二芩三两甘。

炼蜜和丸小豆大，酒服五丸日服三。

戕：音墙。杀害也。分：去声。

附　方

《千金翼》炙甘草汤

原注：一云复脉汤。治虚劳不足，汗出而闷，脉结悸，行动如常，不出百日，危急者十一日死。闷：烦也。悸：心动也。

甘草四两，炙　桂枝　生姜各三两　麦门冬半升　麻仁半升　人参　阿胶各二两　大枣三十枚　生地黄一斤

上九味，以酒七升，水八升，先煮八味，取三升，去滓，内胶消尽，温服一升，日三服。

歌曰：虚劳不足汗而闷，脉结悸焉动若常。
不出百天急十一，《千金翼》用炙甘良。
炙甘草汤方歌见《伤寒方歌括》。

《肘后》獭肝散

治冷劳，又主鬼疰一门相染。疰：音注。病也。

獭肝一具，炙干末之，水服方寸匕，日三服。

歌曰：冷劳鬼疰一门传，一具獭肝更炙研。
方寸匕须水服下，日三始信此方仙。研：平声。

肺痿肺痈咳嗽上气病脉证并治第七

问曰：热在上焦者，因咳为肺痿。肺痿之病，从何得之？师曰：或从汗出，或从呕吐，或从消渴，小便利数音朔，或从便难，又被快药下利，重亡津液重平声，故得之。曰：寸口脉数，其人咳，口中反有浊唾涎沫者

何？师曰：为肺痿之病。以上言肺痿。若口中辟辟燥，咳即胸中隐隐痛，脉反滑数，此为肺痈，咳唾脓血，以上言肺痈。脉数虚者为肺痿，数实者为肺痈。以上详申上文肺痿肺痈之脉也。

歌曰：或询肺痿得何从？热在上焦咳嗽中。
或从汗吐渴尿数，或从便难快药攻，
寸口脉数或数虚，咳唾涎沫痿独殊，
若是口中辟辟燥，咳即胸中隐隐疼，
脉反滑数或数实，咳唾脓血乃肺痈。

上气，面浮肿，肩息，其脉浮大，不治，又加下利，尤甚。上：音赏。原本无“下”字。

上气，喘而躁者，属肺胀，欲作风水，发汗则愈。

陈氏云：此另提出上气，分二小节，因别虚实以定生死也。

歌曰：上气面浮肿，肩息脉浮大。
此病本不治，又加下利尤快。

其二：上气喘躁属肺胀，欲作风水汗为上。
两节虚实定死生，不细体味不分明。

肺痿，吐涎沫而不咳者，其人不渴，必遗尿，小便数，所以然者，以上虚不能制下故也。此为肺中冷，必眩，多涎唾，甘草干姜汤以温之。若服汤已，渴者属消渴。

唐氏云：肺痿之证，自当吐涎沫，然必见咳渴，不遗尿，目不眩，乃为肺痿证也，此以肺阳虚不能制下，读者不当作肺痿治矣。若服汤渴者，又为饮一溲一之下消证，亦非肺痿也。

甘草干姜汤方

甘草四两，炙　干姜二两，炮

上㕮咀，以水三升，煮取一升五合，去滓，分温再服。

歌曰：肺痿吐沫必咳渴，兹不咳渴遗尿数，
上虚不制下使然，此为肺冷眩多涎。
甘草干姜汤温之，服汤渴者消渴治。
数：音朔，谓遗尿，而尿又数也。
甘草干姜汤方歌见《伤寒方歌括》。

咳而上气，喉中水鸡声，射干麻黄汤主之。上：音赏。

射干麻黄汤方

射干十三枚　一法三两　麻黄四两　细辛三两　生姜四两　半夏大者洗，八枚　一法半升　大枣七枚　紫菀三两　款冬花三两　五味子半升

上九味，以水一斗二升，先煮麻黄两沸，去上沫，内诸药煮取三升，分温三服。

歌曰：咳而上气水鸡声，三两干辛款菀行，
夏味半升枣七粒，生姜四两与麻平。
陈氏原歌，略加修补。

咳逆上气，时时唾浊，但坐不得眠，皂荚丸主之。唾：赵本作吐。

《金鉴》云：此痰气为病，非寒饮，亦非火逆。主之以皂荚丸者，倡导其痰，通达其气也。佐枣膏之甘，以药性慓悍，缓其势也。

皂荚丸方

皂荚八两，刮去皮，用酥炙

上一味，末之，蜜丸，梧子大，以枣膏和汤服三丸，日三，夜一服。

歌曰：咳逆上气坐不眠，时时唾浊势弥坚。

皂须八两宜酥炙，梧子大兮蜜炼圆。

夜一日三汤枣下，每吞三颗壅能宣。丸：一作圆。

咳而脉浮者，厚朴麻黄汤主之；咳而脉沉者，泽漆汤主之。

厚朴麻黄汤方

厚朴五两　麻黄四两　杏仁半升　半夏半升　干姜二两　细辛二两　五味子半升　石膏如鸡子大小　麦一升

上九味，以水一斗二升，先煮小麦熟，去滓，内诸药煮取三升，温服一升，日三服。

泽漆汤方

泽漆三斤，以东流水五斗，煮取一斗五升　三斤：陈本作三升　紫参五两　一作紫菀　白前五两　桂枝三两　半夏半升　黄芩三两　生姜五两　人参三两　甘草三两

上九味，㕮咀，内泽漆汁中，煮取五升，温服五合，至夜尽。

歌曰：咳有但凭浮脉者，杏仁夏味半升量，

麻黄四两朴宜五，二两姜辛膏蛋匡，

先煮一升小麦熟，滓除然后共煎尝；

其二：假如咳嗽脉沉焉，五两生姜紫白前，

夏半三参芩桂草，三斤泽漆煎趁早，

东流五斗但取斗五升，再煎诸药五升好。

夏半：切莫误作“半夏”。

火逆上气，咽喉不利，止逆下气，麦门冬汤主之。火逆：原本作大逆。

麦门冬汤方

麦门冬七升《千金》《外台》作三升　半夏一升　人参二两　甘草二两　粳米三合　大枣十二枚

上六味，以水一斗二升，煮取六升，温服一升，日三夜一服。

歌曰：火逆上气咽不利，止逆下气方莫秘。

冬七粳三夏一升，草参二两枣十二。

肺痈，喘，不得卧，葶苈大枣泻肺汤主之。

葶苈大枣泻肺汤方

葶苈熬令黄色，捣丸如弹子大　大枣十二枚

上，先以水三升，煮枣取二升，去枣，内葶苈，煮取一升，顿服。

歌曰：喘而不卧肺痈成，口燥胸疼数实呈。详第一条原文。

葶苈熬黄丸弹大，弹：音但。枣枚十二水先烹。

煎成去枣内葶苈，再煮一时顿服平。

咳而胸满，振寒，脉数，咽干不渴，时出浊唾、腥臭，久久吐脓如米粥者为肺痈，桔梗汤主之。

桔梗汤方

桔梗一两　甘草二两

上二味，以水三升，煮取一升，分温再服，则吐脓血也。

歌曰：咳而胸满振寒者，脉数咽干口不干，

时唾浊涎腥且臭，及其久久吐脓痰。

梗须一两草须二，已溃之痈服此安。

咳而上气，此为肺胀，其人喘，目如脱状，脉浮大者，越婢加半夏汤主之。

越婢加半夏汤方

麻黄六两　石膏半斤　生姜三两　大枣十五枚　陈本十二枚　甘草二两　半夏半升

上六味，以水六升，先煮麻黄去上沫，内诸药，煮取三升，分温三服。

肺胀，咳而上气，烦躁而喘，脉浮者，心下有水，小青龙加石膏汤主之。

小青龙加石膏汤方

麻黄　芍药　桂枝　细辛　甘草　干姜各三两　五味子　半夏各半升　石膏二两　陈云：宜生用研末，加倍用之方效。

上九味，以水一斗，先煮麻黄去上沫，内诸药煮取三升，强人服一升，羸者减之，日三服，小儿服四合。

歌曰：咳而上气为肺胀，其人喘如目脱状，

脉浮大者有良方，夏入半升越婢汤。

烦躁若兼心下水，石膏二两小青尝。

越婢汤方歌见《风水》，小青龙汤方歌见《伤寒方歌括》

附　　方

《外台》炙甘草汤

治肺痿涎唾多，心中温温液液者，方见虚劳中。

歌曰：肺痿涎唾多，温温液液何，

《外台》炙甘草，慢慢起沉疴。

《千金》甘草汤

丹波氏云：此本出于《肘后》，而《千金》主疗与《外台》炙甘草汤同，但“唾多”下有“出血”二字。《千金翼》名温液汤。

甘草二两

上一味，以水三升，煮减半，分温三服。

徐氏云：肺痿之热由于虚，则不可直攻，故以生甘草之甘寒频频呷之，热自渐化也。余妾曾病此。初时涎沫成碗，服过半月，痰少而愈。但最难吃，三四日内无捷效耳。

歌曰：肺痿吐涎沫，虚热难直攻。

《千金》二甘水煮服，徐氏所见正略同。

《千金》生姜甘草汤　治肺痿咳唾涎沫不止，咽燥而渴。

生姜五两　甘草四两　人参三两　大枣十五枚

上四味，以水七升，煮取三升，分温三服。

歌曰：肺痿咳唾涎不止，口渴咽干姜五使，
　　十五枣枚三两参，草须四两有深旨。

《千金》桂枝去芍药加皂荚汤　治肺痿吐涎沫。

桂枝　生姜各三两　甘草二两　大枣十枚　皂荚一枚，去皮子，炙焦

上五味，以水七升，微微火煮取三升，分温三服。

歌曰：肺痿吐沫有殊方，桂去芍加一皂匡。

桂枝去芍药汤方歌见《伤寒方歌括》。

《外台》桔梗白散　治咳而胸满，振寒，脉数，咽干不渴，时出浊唾腥臭，久久吐脓如米粥者，为肺痈。

桔梗　贝母各三分　巴豆一分，去皮，熬，研如脂

上三味为散，强人饮服半钱匕，羸者减之。病在膈上者吐脓血，膈下者泻出，若下多不止，饮冷水一杯则定。

按：此方与伤寒白散分量、服法皆同，服后见证处理稍异。

歌曰：咳而胸满振寒者，脉数咽干口不干，
　　时唾浊涎腥且臭，及其久久吐脓痰。
　　此为肺痈宜白散，是否相宜着意看。

桔梗白散，即伤寒白散。方歌见《伤寒方歌括》。

《千金》苇茎汤　治咳有微热烦满，胸中甲错，是为肺痈。

苇茎二升　即芦茎　薏苡仁半升　桃仁五十枚　瓜瓣半升

上四味，以水一斗，先煮苇茎得五升，去滓，内诸

药煮取二升，服一升，再服，当吐如脓。

歌曰：咳有微热烦满者，胸中甲错肺痈成，

苡仁与瓣半升入，五十桃仁并二茎。

斗水先煎茎减半，同煎诸药二升分。分两次服。

须知再服当脓吐，始信千金方最灵。

葶苈大枣泻肺汤　治肺痈胸满胀，一身面目浮肿，鼻塞，清涕出，不闻香臭酸辛，咳逆上气，喘鸣迫塞。原注：方见上。三日一剂，可至三四剂，此先服小青龙汤一剂乃进。小青龙方，见咳嗽门中。

秉真按：沈、魏、尤诸家以此为附方，而程氏、《金鉴》揭为原文，删原注三十二字，足见此证先服小青龙汤为不合法，吾人当深体会焉。

歌曰：肺痈胸满胀身浮，鼻塞不闻清涕流，

咳逆上气喘鸣迫，葶苈大枣泻肺优。

奔豚气病脉证并治第八

师曰：病有奔豚，有吐脓，有惊怖，有火邪，此四部病皆从惊发得之。原本此与下“师曰”二十六字为一条，赵本分之。

师曰：奔豚病，从少腹起，上冲咽喉，发作欲死，复还止，皆从惊恐得之。

歌曰：四部奔豚与吐脓，火邪惊怖亦宜分，

皆从惊发得之耳，但恐其中有阙文。

其二：奔豚病从少腹起，上冲咽喉发欲死，

皆从惊恐中得之，已而病衰复还止。

奔豚，气上冲胸，腹痛，往来寒热，奔豚汤主之。

奔豚汤方

当归二两　芎䓖二两　芍药二两　黄芩二两　半夏四两　生葛五两　生姜四两　甘李根白皮一升　甘草二两

上九味，以水二斗，煮取五升，温服一升，日三夜一服。

歌曰：气上冲胸腹痛疼，往来寒热号奔豚。
生姜夏四五生葛，甘李根皮取一升，
二两归芎芩芍草，此汤未愈乌梅灵。

陈云：按：服此汤而未愈者，用乌梅丸神效。

发汗后，烧针令其汗，针处被寒、核起而赤者，必发奔豚，气从少腹上至心，灸其核上各一壮，与桂枝加桂汤主之。

桂枝加桂汤方

桂枝五两　芍药　生姜各三两　甘草二两，炙　大枣十二枚

上五味，以水七升，微火煮取三升，去滓，温服一升。

余无言氏云：本方即桂枝汤原方加肉桂，用治奔豚，屡验，否则不效。

歌曰：汗余令汗用烧针，针处被寒核赤呈，必发奔豚气从少腹上至心，灸其核上各一壮。且与桂枝二桂增。

桂枝汤方歌见《伤寒方歌括》。

发汗后，脐下悸者，欲作奔豚，茯苓桂枝甘草大枣汤主之。

茯苓桂枝甘草大枣汤方

茯苓半斤　桂枝四两　甘草二两，炙　大枣十五枚

上四味，以甘澜水一斗，先煮茯苓，减二升，内诸药，煮取三升，去滓，温服一升，日三服。原注：甘澜水法，取水二斗置大盆内，以杓扬之，水上有珠子五六千颗相逐，取用之。原本“澜”作“烂”。

歌曰：汗余脐下悸堪忧，欲作奔豚八茯投，
　　　四桂二甘枣十五，甘澜一斗茯先煮。
　　　煮减二升合煮三，温服一升日三餐。

胸痹心痛短气病脉证并治第九

师曰：夫脉，当取太过不及，阳微阴弦，即胸痹而痛，所以然者，责其极虚也。今阳虚，知在上焦，所以胸痹心痛者，以其阴弦故也。

《金鉴》云：胸痹之病，轻者即今之胸满，重者即今之胸痛也。

歌曰：脉太过兮不及病，阳微阴弦胸痹痛。
　　　阳虚知病在上焦，阴弦胸痹心痛证。

平人无寒热，短气不足以息者，实也。

歌曰：平人无寒热，短气不足息，
　　　上节责其虚，此节责其实。

胸痹之病，喘息咳唾，胸背痛，短气，寸口脉沉而迟，关上小紧数，栝蒌薤白白酒汤主之。薤：系戒切，音械。

栝蒌薤白白酒汤方

栝蒌实一枚，捣　薤白半升　原本升作斤，赵本作升　白酒七升

上三味，同煮取二升，分温再服。

歌曰：喘息咳唾胸背痛，短气寸口脉沉迟，
　　　关上小紧而且数，一蒌七酒薤半施。

胸痹，不得卧，心痛彻背者，栝蒌薤白半夏汤主之。

栝蒌薤白半夏汤方

栝蒌实一枚，捣　薤白三两　半夏半升　白酒一斗

上四味，同煮取四升，温服一升，日三服。

歌曰：心痛彻背卧不能，半升半夏一蒌承，
　　　薤宜三两酒须斗，煮至四升取一吞。

胸痹，心中痞气，气结在胸，胸满，胁下逆抢心，枳实薤白桂枝汤主之，人参汤亦主之。抢：千羊切，音锵。突也，或作枪。

枳实薤白桂枝汤方

枳实四枚　薤白半升　桂枝一两　厚朴四两　栝蒌实一枚，捣

上五味，以水五升，先煮枳实、厚朴取二升，去滓，内诸药煮数沸，分温三服。

人参汤方即理中汤。陈修园作桂枝人参汤，不知何据。

人参　甘草　干姜　白术各三两

上四味，以水八升，煮取三升，温服一升，日

三服。

歌曰：心中痞气结在胸，胸满胁下逆抢心。
薤白半升厚朴四，桂枝一两一蒌寻，
四枚枳实朴先煮，虚则人参汤亦灵。

人参汤即理中汤。

方歌见《伤寒方歌括》。

胸痹，胸中气塞，短气，茯苓杏仁甘草汤主之，橘枳生姜汤亦主之。

茯苓杏仁甘草汤方

茯苓三两　杏仁五十个　甘草一两

上三味，以水一斗，煮取五升，温服一升，日三服，不差，更服。

橘枳生姜汤方

橘皮一斤　枳实三两　生姜半斤

上三味，以水五升，煮取二升，分温再服。

歌曰：胸痹胸塞短气时，杏仁五十一甘随，
茯苓三两君当记，橘枳生姜亦主之，
橘用一斤姜减半，枳宜三两不须疑。

胸痹，缓急者，薏苡附子散主之。

薏苡附子散方

薏苡仁十五两　大附子十枚，炮

上二味，杵为散，服方寸匕，日三服。

歌曰：缓急原来有妙方，莫将薏附等寻常。
苡仁十五附枚十，杵散每吞方寸良。

心中痞，诸逆，心悬痛，桂枝生姜枳实汤主之。

桂枝生姜枳实汤方

桂枝　生姜各三两　枳实五枚　徐、沈、尤“枚”作“两”

上三味，以水六升，煮取三升，分温三服。

歌曰：心中痞逆心悬痛，痰饮上弥客气填。

三两桂姜五两枳，祛寒散逆并攻坚。

陈氏原歌，略改。

心痛彻背，背痛彻心，乌头赤石脂丸主之。

乌头赤石脂丸方

乌头一分，炮　蜀椒一两，一法二分　干姜一两，一法一分　附子半两，炮，一法一分　赤石脂一两，一法二分

上五味，末之，蜜丸如梧子大，先食服一丸，日三服，不知，稍加服。

歌曰：心痛彻背背彻心，赤石椒姜一两寻，

一分炮乌半两附，蜜丸先食一丸吞，

梧桐子大日三服，不觉之时可稍增。分：去声。

附　方

徐本标附方二字。

九痛丸　治九种心痛。

附子三两，炮　干姜一两　吴茱萸一两　人参一两　生狼牙一两，炙香　巴豆一两，去皮心，熬，研如脂

上六味，末之，炼蜜丸，如梧子大，酒下，强人初

服三丸，日三服，弱者二丸。兼治卒中恶，腹胀痛，口不能言；又治连年积冷，流注心胸痛，并冷冲上气，落马坠车血疾等，皆主之，忌口如常法。

歌曰：心疼九种附三两，姜豆狼萸参一般，
炼蜜为丸梧子大，强人酒下服三丸。
兼治中恶腹疼胀，积冷连年心膈间，
落马冷冲上气等，一方皆主信灵丹。上：音赏。

腹满寒疝宿食病脉证并治第十

病者腹满，按之不痛为虚，痛者为实，可下之。舌黄未下者，下之黄自去。

腹满时减，复如故，此为寒，当与温药。

歌曰：腹满按之不痛虚，痛者为实可下之，
舌黄未下下之去，腹满时减复如故，此寒当温切莫误。

去：平声，与驱同。《左传》，千乘三去，三去之余，获其雄狐。

夫瘦人绕脐痛，必有风冷，谷气不行，而反下之，其气必冲，不冲者心下则痞。

歌曰：瘦人绕脐疼，风冷谷不行，
而反下之气必冲，不冲心下痞斯萌。

病腹满，发热十日，脉浮而数，饮食如故，厚朴七物汤主之。

厚朴七物汤方

厚朴半斤　枳实五枚　大黄三两　桂枝二两　生姜五两

大枣十枚　甘草三两

上七味，以水一斗，煮取四升，温服八合，日三服。呕者，加半夏五合，下利去大黄，寒多者加生姜至半斤。

歌曰：病有腹满发热者，十日浮数食如常。
三两甘黄八两朴，桂枝二两五生姜，
枳枚用五枣枚十，半夏呕加五合良，
利去大黄寒若重，姜增三两效尤彰。

腹中寒气，雷鸣切痛，胸胁逆满，呕吐，附子粳米汤主之。

附子粳米汤方

附子一枚，炮　半夏半升　甘草一两　大枣十枚　粳米半升

上五味，以水八升，煮米熟，汤成，去滓，温服一升，日三服。

歌曰：腹中寒气痛雷鸣，胸胁逆满呕吐成。
附子一枚枣十个，半升粳夏一甘烹。
陈氏原歌，略改。

痛而闭者，厚朴三物汤主之。

厚朴三物汤方

厚朴八两　大黄四两　枳实五枚

上三味，以水一斗二升，先煮二味，取五升，内大黄，煮取三升，温服一升。以利为度。

歌曰：痛而闭者下无疑，四两大黄朴倍之，
枳用五枚黄后煮，小承变法更神奇。

陈氏原歌。

按之心下满痛者，此为实也，当下之，宜大柴胡汤。

大柴胡汤方

柴胡半斤　黄芩　芍药各三两　半夏半升，洗　枳实四枚，炙　大黄二两　大枣十二枚　生姜五两

上八味，以水一斗二升，煮取六升，去滓，再煎，温服一升，日三服。

腹满不减，减不足言，当下之，宜大承气汤。

大承气汤方　见《痉病》中。

歌曰：按之心下满而疼，实证大柴下即松。

腹满减时不足道，当施下法大承攻。

大柴胡汤、大承气汤方歌均见《伤寒方歌括》

心胸中大寒痛，呕不能饮食，腹中寒，上冲皮起出见有头足，上下痛而不可触近，大建中汤主之。见：音现。　腹中寒：陈本作“腹中满”。

大建中汤方

蜀椒二合，去汗　干姜四两　人参二两

上三味，以水四升，煮取二升，去滓，内胶饴一升，微火煎取一升半，分温再服；如一炊顷，可饮粥二升，后更服，当一日食糜，温覆之。

歌曰：大寒痛在心胸间，呕不能食腹中寒，

上冲皮起有头足，上下俱痛不可触，

二合蜀椒二两参，干姜四两饴一升。

服后饮粥日如斯，更须衣被温覆之。

胁下偏痛，发热，其脉紧弦，此寒也，以温药下之，宜大黄附子汤。

大黄附子汤方

大黄三两　附子三枚，炮　细辛二两

上三味，以水五升，煮取二升，分温三服。若强人，煮取二升半，分温三服。服后如人行四五里，进一服。

歌曰：胁下偏疼且发热，紧弦其脉此为寒。
　　　大黄三两细辛二，温药下之炮附三。

寒气厥逆，赤丸主之。

赤丸方

乌头二两，炮　细辛一两　茯苓四两　半夏四两，洗

上四味，末之，内真朱为色，炼蜜丸，如麻子大，先食，酒饮下三丸，日再夜一服；不知，稍增之，以知为度。徐云：真朱，即朱砂也。

歌曰：寒而厥逆孰为珍，四两夏苓一两辛，
　　　中有乌头二两炮，蜜丸朱色妙通神。
　　　丸如麻子食前服，酒下三丸可稍增。
　　　陈氏原歌补充两句。

腹痛，脉弦而紧，弦则卫气不行，即恶寒，紧则不欲食，邪正相搏，即为寒疝，寒疝绕脐痛，若发，则白津出，手足厥冷，其脉沉紧者，大乌头煎主之。腹痛：陈本作腹满。　白津：《千金》《外台》作白汗。　沉紧：《千金》《外台》作沉弦。

《金鉴》云：疝病犯寒即发，故谓之寒疝也。

余无言氏云：《金鉴》谓此条脉象重出，不知未发时与已发时，脉象原有不同也。

大乌头煎方

乌头大者五枚，熬，去皮，不㕮咀。

上，以水三升，煮取一升，去滓，内蜜二升，煎令水气尽，取二升，强人服七合，弱人服五合。不差，明日更服，不可一日再服。

歌曰：腹痛脉弦紧，弦则卫气不行即恶冷，
紧则不欲食，邪与正相搏。
即为寒疝绕脐疼，发则出白津。
手足冷，脉沉紧，
乌头大者五枚熬去皮，水三煮取一升儿。
纳蜜二升煎令水气干，强人七合弱五餐。
不差明日当更服，更服但不可一日。

秉真按：莫文泉《研经言》释疝云：《说文》：疝，腹痛也。《释名》：疝：诜也。诜：音辛。众多也。气诜诜然上入而痛也，然则腹气逆上作痛者疝也。《金匮》寒疝，正指此，故次于腹满下，不与狐疝同篇。其各条经文不涉及前阴一字，若狐疝癞疝诸关前阴者，特以其兼腹痛，故以疝之名名之。其不兼腹痛，则直云阴缩阴癞而已。近世以狐疝为正疝，遂不识《金匮》寒疝为何病，而乌头等方乃废。至张石顽《医通》，徐灵胎《轨范》，皆合狐疝、寒疝为一门矣，而浅者又何论乎？

寒疝，腹中痛，及胁痛里急者，当归生姜羊肉汤主之。

当归生姜羊肉汤方

当归三两　生姜五两　羊肉一斤

上三味，以水八升，煮取三升，温服七合，日三服。若寒多者，加生姜成一斤；痛多而呕者，加橘皮二两，白术一两。加生姜者，亦加水五升，煮取三升二合服之。

歌曰：寒疝腹疼及胁疼，且呈里急五姜寻，
羊斤更入归三两，若是寒多姜一斤。
呕为痛多加二橘，更须一两术同烹。为：去声。

寒疝，腹中痛，逆冷，手足不仁，若身疼痛，灸刺诸药不能治，抵当乌头桂枝汤主之。当：去声。

抵当乌头桂枝汤方

乌头　丹波氏云：本文脱枚数，《千金》作五枚。

上一味，以蜜二斤，煎减半，去滓，以桂枝汤五合解之，令得一升，初服二合。原本一升下有"后"字，《金鉴》删之。不知，即服三合；又不知，复加至五合。其知者如醉状，得吐者为中病。　中：去声。

歌曰：寒疝痛冷肢不仁，身疼灸刺皆不应。
二斤蜜煎五乌头，待其减半滓去净。
五合桂枝汤解之，令得一升与之并。
二合不知渐加多，知者如醉吐中病。
桂枝汤方歌见《伤寒方歌括》。

附　　方

《外台》乌头汤　治寒疝腹中绞痛，贼风入攻五脏，拘急不得转侧，发作有时，使人阴缩，手足厥逆。原注方见上。

丹波氏云：按此本出于《千金·贼风门》，《外台》引《千金》，即乌头桂枝汤也。徐、沈、魏、尤以为大乌头煎，何不检之于《外台》，误甚。

歌曰：寒疝腹中绞痛疼，只因五脏贼风攻，
不得转侧有时作，手足厥逆阴缩中。
即是乌头桂枝汤，解肌温里法诚良。方歌见上。

《外台》柴胡桂枝汤　治心腹卒中痛者。中：去声。

柴胡四两　黄芩　人参　芍药　桂枝　生姜各一两半　甘草一两　半夏二合半　大枣六枚

上九味，以水六升，煮取三升，温服一升，日三服。

沈氏云：予以此方，每于四时加减，治胃脘心腹疼痛，功效如神。魏荔彤云：有表邪而挟内寒者，乌头桂枝汤证也；有表邪而挟内热者，柴胡桂枝汤证也。

秉真按：《伤寒》小柴胡加减法云：若腹中痛者，去黄芩，加芍药三两，以是知本方治心腹疼痛，非确有内热者，黄芩不可轻用。

歌曰：心腹卒中痛有方，《外台》柴胡桂枝汤。
沈云胃脘心腹疼，四时加减有殊功。

魏云表邪挟内热，经方善用总灵通。

柴胡桂枝汤方歌见《伤寒方歌括》。

《外台》走马汤 治中恶，心痛腹胀，大便不通。

巴豆二枚，去皮心，熬 杏仁二枚

上二味，以绵缠，搥令碎，热汤二合，捻取白汁饮之，当下。老小量之，通治飞尸鬼击病。捻：音业。捏也。

歌曰：腹胀心疼秘大肠，此为中恶杏双匡，

二枚豆去皮心炒，搥碎热汤捻汁尝。

当下老羸宜酌服，飞尸鬼击亦通方。

问曰：人病有宿食，何以别之？师曰：寸口脉浮而大，按之反涩，尺中亦微而涩，故知有宿食，大承气汤主之。

脉数而滑者，实也，此有宿食，下之愈，宜大承气汤。

下利不欲食者，有宿食也，当下之，宜大承气汤。

宿食在上脘，当吐之，宜瓜蒂散。

大承气汤方 见前痉病中。

瓜蒂散方

瓜蒂一分，熬黄 赤小豆一分，煮 丹波氏云：按“煮”字据《伤寒论》当删。

上二味，杵为散，以香豉七合煮取汁，和散一钱匕，温服之。不吐者，少加之，以快吐为度而止。原注：亡血及虚者，不可与之。

歌曰：人病宿食何以别，寸口浮大按反涩，

尺中微涩大承攻，脉数而滑证治同。

下利何为不欲食，证治仍详前节中。

假令宿食在上脘，瓜蒂散有吐之功。

大承气汤瓜蒂散方歌均见《伤寒方歌括》

五脏风寒积聚病脉证并治第十一

肺中风者，口燥而喘，身运而重，冒而肿胀。运：转也，动也。冒：蔽也，从门，以物自蔽而前也。又，覆也。《诗》：下土是冒。

肺中寒，吐浊涕。

肺死藏，浮之虚，按之弱如葱叶，下无根者死。陈本肺死为句。藏：同臟。黄树曾氏云：藏，指右寸肺藏脉言。

歌曰：口燥而喘肺中风，身运重冒肿胀中。

若是中寒吐浊涕，肺死浮虚按似葱。

肝中风者，头目瞤，两胁痛，行常伛，令人嗜甘。瞤：音纯，目外部掣动也。伛：音字。背曲也。

肝中寒者，两臂不举，舌本燥，喜太息，胸中痛，不得转侧，食则吐而汗出也。

肝死藏，浮之弱，按之如索不来，或曲如蛇行者死。黄云：藏：指左关肝藏脉言。

歌曰：肝中风者头目瞤，胁疼行伛嗜甘珍。

若是中寒臂不举，舌本干燥太息频。

胸中疼痛不转侧，食入则吐而汗出。

浮之既弱按如索，或曲如蛇不可药。

肝著，其人常欲蹈其胸上，先未苦时，但欲饮热，旋覆花汤主之。著：直略切。

按：原本不载方，陈本载之，程作方见《妇人杂病》。

旋覆花汤方

旋覆花三两　葱十四茎　新绛少许

上三味，以水三升，煮取一升，顿服之。

歌曰：肝著胸常欲蹈之，热汤未苦但求施。
　　　葱须十四旋三两，新绛些须终济时。

心中风者，翕翕发热，不能起，心中饥，食即呕吐。

心中寒者，其人苦病心如啖蒜状，剧者心痛彻背，背痛彻心，譬如蛊注。其脉浮者，自吐乃愈。啖：惰览切。同啖，食也。

心伤者，其人劳倦，即头面赤而下重，心中痛而自烦发热，当脐跳，其脉弦，此为心藏伤所致也。跳：音迢，平声。跃也。

心死藏，浮之实如麻豆，一作丸豆。按之益躁疾者，死。黄云：藏，指左寸心藏脉言。

丹波氏引《巢源》云：蛊注：渐侵食府藏尽而死，死则病流注染着傍人，故为蛊注也。按：诸家不知蛊注为病名，便多误解。

歌曰：翕翕发热心中风，心饥食吐不能起。
　　　中寒心如啖蒜状，剧者心背痛彻里。
　　　譬如蛊注之伤人，脉浮自吐病乃已。
　　　若是心伤病如何，倦斯面赤下重是。

心疼烦热当脐跳，脉弦心伤所致此。

心死浮实知麻豆，按之益躁疾者死。是：上声。

邪哭，使魂魄不安者，血气少也；血气少者属于心，心气虚者其人则畏，合目欲眠，梦远行而精神离散，魂魄妄行。阴气衰者为颠，阳气衰者为狂。《金鉴》云：颠狂互误。皆不可从。

歌曰：邪哭之病胡来哉？魂魄不安血气亏。

心气虚者人则畏，欲眠梦远精神离。

颠狂究竟何区别？一是阴衰一阳衰。

脾中风者，翕翕发热，形如醉人，腹中烦重，皮目瞤瞤而短气。丹波氏云：目：《千金》作肉。是。

脾死藏、浮之大坚，按之如覆杯，洁洁状如摇者，死。黄云：藏：指右关脾藏脉言。

李芝曰：覆杯：则内空。洁洁者：空而无有之象也。状如摇者：脉躁疾不宁，气将散也，故死。

歌曰：翕翕发热脾中风，腹中烦重如醉人。

短气皮目亦瞤瞤，浮之大坚奚至此，

按如覆杯摇者死。

趺阳脉浮而涩，浮则胃气强，涩则小便数，浮涩相搏，大便则坚，其脾为约，麻子仁丸主之。

麻子仁丸方

麻子仁二升　芍药半斤　大黄一斤　枳实一斤，一作半斤　厚朴一尺，一作一斤　杏仁一升

上六味，末之，炼蜜和丸梧子大，饮服十丸，日

三，以知为度。

歌曰：趺阳浮涩竟如何？浮则胃强涩尿多。指频数言。

浮涩相搏大便坚，其脾为约麻仁丸。

麻仁丸方歌见《伤寒方歌括》。

肾著之病，其人身体重，腰中冷，如坐水中，形如水状，反不渴，小便自利，饮食如故，病属下焦，身劳汗出，衣里冷湿，久久得之，腰以下冷痛，腹重如带五千钱，甘姜苓术汤主之。著：直略切。

甘姜苓术汤方 《千金》名肾著汤。

甘草　白术各二两　干姜　茯苓各四两

上四味，以水五升，煮取三升，分温三服，腰中即温。

歌曰：肾著腰疼冷，腹重五千钱。

小便自利反不渴，衣里冷湿使之然。

饮食仍如常，二两术甘四苓姜。

师曰：热在上焦者，因咳为肺痿；热在中焦者，则为坚；热在下焦者，则尿血，亦令淋秘不通。大肠有寒者，多鹜溏；有热者，便肠垢。小肠有寒者，其人下重便血；有热者，必痔。

歌曰：热在上焦因咳为肺痿，坚则热在中焦之所为；

热在下焦则尿血，亦令淋秘不通彻。

大肠有寒多鹜溏，有热肠垢便宜凉。

下重便血小肠寒，有热必痔不一般。痿：平声。

卷　下

痰饮咳嗽病脉证并治第十二

问曰：夫饮有四，何谓也？师曰：有痰饮，有悬饮，有溢饮，有支饮。

问曰：四饮何以为异？师曰：其人素盛今瘦，水走肠间，沥沥有声，谓之痰饮。饮后水流在胁下，咳唾引痛，谓之悬饮。饮水流行，归于四肢，当汗出而不汗出，身体疼重，谓之溢饮。咳逆倚息，气短不得卧，其形如肿，谓之支饮。 气短：赵作短气。

歌曰：试将痰饮说分明，水走肠间沥沥声。
悬饮之病本来重，水流胁下咳唾痛。
溢饮饮水归四肢，疼重因不汗致之。
君不见支饮咳逆，倚息气短不得卧，
其形如肿刻难过。

水在心，心下坚筑，短气，恶水不欲饮。

水在肺，吐涎沫，欲饮水。

水在脾，少气，身重。

水在肝，胁下支满，嚏而痛。

水在肾，心下悸。

歌曰：心下坚筑水在心，短气恶水不欲吞。

在肺吐沫欲饮水，在脾少气身重是。上声。

在肝胁满嚏而痛，在肾只是心下动。

动：去声，义同。

夫心下有留饮，其人背寒冷如掌大。掌：原本作手。徐、沈、尤作掌。

留饮者，胁下痛引缺盆，咳嗽则辄已。原注一作转甚。

胸中有留饮，其人短气而渴，四肢历节痛，脉沉者，有留饮。

歌曰：心下有留饮，背如掌大冷。

胁痛引缺盆，咳嗽则辄轻。

胸中有留饮，短气而口渴。

四肢历节痛，脉沉留饮遏。

膈上病痰，满喘咳吐，发则寒热，背痛腰疼，目泣自出，其人振振身瞤剧，必有伏饮。原本膈上病为句，赵本膈上病痰为句。

陈氏云：此言饮之伏而骤发也，俗谓哮喘，即是此证。

歌曰：膈上痰满喘咳吐，发则寒热背腰疼。

泣出振振身瞤剧，必有伏饮在其中。

夫病人饮水多，必暴喘满。凡食少饮多，水停心下，甚者则悸，微者短气。脉双弦者寒也，皆大下后里虚；脉偏弦者饮也。

歌曰：饮水多必暴喘满，重读，一停。凡是饮多停心下，上声。

甚者则悸微气短，二句连读。双弦为寒下后虚，偏弦为饮亦可虞。

病痰饮者，当以温药和之。

心下有痰饮，胸胁支满目眩，苓桂术甘汤主之。陈本此与上节为一条。

苓桂术甘汤方

茯苓四两　桂枝三两　白术三两　《伤寒论》作二两　甘草二两

上四味，以水六升，煮取三升，分温三服，小便则利。

歌曰：心下有痰饮，胸胁支满目眩。

当以温药和之，苓桂术甘可羡。

苓桂术甘汤方歌见《伤寒方歌括》。

夫短气有微饮，当从小便去之，苓桂术甘汤主之；方见上。肾气丸亦主之。方见《妇人杂病中》。

歌曰：短气有微饮，当从便去之。

苓桂术甘好，肾气亦可施。

病者脉伏，其人欲自利，利反快，虽利，心下续坚满，此为留饮欲去故也，甘遂半夏汤主之。

甘遂半夏汤方

甘遂大者，三枚　半夏十二枚，以水一升，煮取半升，去滓　芍药五枚　甘草如指大，一枚，炙

上四味，以水二升，煮取半升，去滓，以蜜半升，和药汁煎取八合，顿服之。

歌曰：脉伏欲利利反快，心下坚满仍不差。

此为留饮欲去故，草指大枚夏十二，
甘遂三枚芍五枚，二升水煮半升该，
去滓入蜜半升煎，只取八合顿下咽。
差：去声，卦韵。

脉沉而弦者，悬饮内痛。

病悬饮者，十枣汤主之。

十枣汤方

芫花熬　甘遂　大戟各等分

上三味，捣筛，以水一升五合，先煮肥大枣十枚，取八合，去滓，内药末，强人服一钱匕，羸人服半钱，平旦温服之。不下者，明日更加半钱，得快下后，糜粥自养。原本“快下”作“快之”。陈本半钱下均有“匕”字。

陈氏云：《三因方》，以三味为末，枣肉和丸，名十枣丸，颇善变化。

歌曰：悬饮内痛脉沉弦，芫遂大戟等分研，
水升五合煮十枣，只取八合调药好，
强人钱匕羸半钱，平旦温服须趁早。
不下明日加半钱，快下粥养功不小。
若把枣肉和丸服，三因善变法诚巧。研：平声。

病溢饮者，当发其汗，大青龙汤主之；小青龙汤亦主之。

大青龙汤方

麻黄六两，去节　桂枝二两，去皮　甘草二两，炙　生姜三两，切　杏仁四十个，去皮尖　大枣十二枚　石膏如鸡子大，碎上七味，以水九升，先煮麻黄，减二升，去上沫，内诸药，煮取三升，去滓，温服一升，取微似汗。汗多者，温粉粉之。

小青龙汤方

麻黄去节　芍药　干姜　甘草炙　细辛　桂枝各三两，去皮　五味子　半夏各半升，汤洗

上八味，以水一斗，先煮麻黄，减二升，去上沫，内诸药，煮取三升，去滓，温服一升。

歌曰：谁知溢饮汗斯宜，大小青龙皆主之。

青龙汤方歌均见《伤寒方歌括》。

膈间支饮，其人喘满，心下痞坚，面色黧黑，其脉沉紧，得之数十日，医吐下之，不愈，木防己汤主之。虚者即愈，实者三日复发，复与不愈者，宜木防己汤去石膏加茯苓芒硝汤主之。

木防己汤方

木防己三两　桂枝二两　人参四两　石膏鸡子大，三枚

上四味，以水六升，煮取二升，分温再服。石膏：《外台》作鸡子大三枚，原本作鸡子大十二枚，当误。

木防己去石膏加茯苓芒硝汤方

木防己三两　桂枝二两　茯苓四两　人参四两　芒硝三合

上五味，以水六升，煮取二升，去滓，内芒硝，再微煎，分温再服，微利则愈。

歌曰：膈间支饮其人喘，心下痞坚面色黧。

沉紧得之数十日，医吐下之亦不宜。

己三桂二人参四，鸡子大膏三颗椎。

实者复发去石膏，加入四苓三芒硝。

心下有支饮，其人苦冒眩，泽泻汤主之。

泽泻汤方

泽泻五两　白术二两

上二味，以水二升，煮取一升，分温再服。

歌曰：心下有支饮，其人苦冒眩。

五泽二术煎，效能真可羡。

支饮胸满者，厚朴大黄汤主之。

厚朴大黄汤方

厚朴一尺　大黄六两　枳实四枚

上三味，以水五升，煮取二升，分温再服。

歌曰：支饮胸满者，厚朴大黄汤。

枳实四枚炒，六黄朴尺量。

支饮不得息，葶苈大枣泻肺汤主之。方见《肺痈中》

歌曰：葶苈大枣泻肺汤，支饮不得息最良。

呕家本渴，渴者为欲解，今反不渴，心下有支饮故也，小半夏汤主之。

小半夏汤方

半夏一升　生姜半斤

上二味，以水七升，煮取一升半，分温再服。

歌曰：呕家渴者为欲解，不渴支饮在心下。上声。

半夏一升姜半斤，七升水煮升半成。

腹满，口舌干燥，此肠间有水气，己椒苈黄丸主之。

己椒苈黄丸方

防己　椒目　葶苈熬　大黄各一两

上四味，末之，蜜丸，如梧子大，先食饮服一丸，日三服，稍增，口中有津液。渴者，加芒硝半两。丹波氏、陆氏、均以口中有津液为句。

歌曰：腹满何为口舌干，只缘水气在肠间。

苈黄椒己均为两，梧子大兮炼蜜丸。

先食一丸用饮吞，日三与服可微增。

口中自是有津液，渴者芒硝半两珍。

卒呕吐，心下痞，膈间有水，眩悸者，小半夏加茯苓汤主之。

小半夏加茯苓汤方

半夏一升　生姜半斤　茯苓四两

上三味，以水七升，煮取一升五合，分温再服。

歌曰：卒呕吐，心下痞，眩悸膈间应有水。

小半加入四茯苓，涤痰定呕效莫比。

小半夏汤方歌见上。

假令瘦人，脐下有悸，吐涎沫而颠眩，此水也，五苓散主之。颠：原本作“癫”，《金鉴》作巅。丹波云：作颠为是。

五苓散方

泽泻一两一分　猪苓三分，去皮　茯苓三分　白术三分　桂二分，去皮

上五味为末，白饮服方寸匕，日三服，多饮暖水，

汗出愈。白饮：《医垒元戎》作白米饮。

歌曰：假令瘦人脐下悸，吐涎而颠眩，

此水为之源，五苓散可咽。

令：平声。使也。 五苓散方歌见《伤寒方歌括》。

附　方

《外台》茯苓饮

治心胸中有停痰宿水，自吐出水后，心胸间虚，气满不能食，消痰气，令能食。

茯苓　人参　白术各三两　枳实二两　橘皮二两半　生姜四两

上六味，以水六升，煮取一升八合，分温三服，如人行八九里进之。

歌曰：停痰宿水在胸中，吐后胸间虚象呈。

气满不能食枳二，人参三两术同苓，

橘皮二半生姜四，痰气消除食自增。

咳家其脉弦，为有水，十枣汤主之。方见上。

夫有支饮家，咳烦，胸中痛者，不卒死，至一百日，或一岁，宜十枣汤。方见上。

歌曰：咳家脉弦水为殃，十枣汤方切莫忘。

支饮咳烦胸里痛，纵令一载亦宜尝。令：平声。

久咳数岁，其脉弱者，可治，实大数者，死。其脉虚者，必苦冒，其人本有支饮在胸中故也，治属饮家。

歌曰：连年久咳弱堪医，实大数兮不可为，
　　　脉若呈虚必苦冒，胸中原有饮名支。

咳逆倚息不得卧，小青龙汤主之。方见上。

青龙汤下已，多唾，口燥，寸脉沉，尺脉微，手足厥逆，气从小腹上冲胸咽，手足痹，其面翕热如醉状，因复下流阴股，小便难，时复冒者，与茯苓桂枝五味甘草汤治其气冲。

苓桂五味甘草汤方

茯苓四两　桂枝四两，去皮　五味子半升　甘草三两，炙

上四味，以水八升，煮取三升，去滓，分温三服。

陈氏云：此言误服青龙汤动其冲气，特出救逆之方治也。

陆氏云：自小青龙以下六条，随证转方，绝妙医案。

歌曰：咳逆倚息卧不能，外邪内饮小青龙。
　　　小青龙汤方歌见《伤寒方歌括》。

其二：青龙下已口唾干，寸沉尺微手足寒。
　　　气从小腹冲胸上，肢痹面热如醉般。
　　　因复下流于阴股，时复冒者小便难。
　　　五味半升苓桂四，治其气冲三炙甘。

冲气即低，而反更咳，胸满者，用苓桂五味甘草汤去桂加干姜、细辛以治其咳满。

苓桂五味甘草去桂加姜辛汤方（苓味甘草姜辛汤）

茯苓四两　五味子半升　甘草三两　干姜三两　细辛三两

上五味，以水八升，煮取三升，去滓，温服半升，日三服。

歌曰：既服前方冲气低，反加胸满咳重罹。

前方可用桂当去，三两姜辛入最宜。

重：平声。罹：音离。遭也。

咳满即止，而更复渴，冲气复发者，以细辛、干姜为热药也。服之当遂渴，而渴反止者，为支饮也。支饮者，法当冒，冒者必呕，呕者复内半夏以去其水。

苓味甘草姜辛加半夏汤方（苓味甘草姜辛半夏汤）

茯苓四两　五味子半升　甘草三两　干姜三两　细辛三两　半夏半升　甘草、干姜、细辛，原本作二两，《外台》作三两。

上六味，以水八升，煮取三升，去滓，温服半升，日三服。

歌曰：苓味甘草姜辛汤，咳满即止更饮浆。

冲气复发热药故，本当遂渴反不尝。

此为支饮当冒呕，复内半夏半升良。

水去呕止，其人形肿者，加杏仁主之。其证应内麻黄，以其人遂痹，故不内之。若逆而内之者，必厥。所以然者，以其人血虚，麻黄发其阳故也。

苓味甘草姜辛半夏加杏仁汤方（苓味甘草姜辛夏杏汤）

茯苓四两　五味子半升　甘草三两　干姜三两　细辛三两　半夏半升　杏仁半升，去皮尖

上七味，以水一斗，煮取三升，去滓，温服半升，日三服。原本“日三下”，无“服”字。

歌曰：苓味甘草姜辛夏，水去呕止形肿大。

应内麻黄因血虚，只加杏子半升罢。

若面热如醉，此为胃热上冲熏其面，加大黄以利之。

苓味甘草姜辛夏杏加大黄汤方

茯苓四两　五味子半升　甘草三两　干姜三两　细辛三两　半夏半升　杏仁半升　大黄三两

上八味，以水一斗，煮取三升，去滓，温服半升，日三服。

歌曰：面热如何似醉人，此为胃热上冲熏。

苓味甘姜辛夏杏，加入大黄三两珍。

甘姜：莫误干姜。

先渴后呕，为水停心下，此属饮家，小半夏加茯苓汤主之。

小半夏加茯苓汤　方见上。

歌曰：呕因先渴水停心，小半堪施入茯苓。

消渴小便不利淋病脉证并治第十三

原本作“小便利”，徐、沈等并作小便不利。

厥阴之为病，消渴，气上冲心，心中疼热，饥而不欲食，食即吐，下之不肯止。

按：原本、丹波氏本，作“食即吐蛔”，赵刻本，作食即吐。

唐氏云：此言食即吐，与厥阴伤寒食即吐蛔不同，吐蛔是寒证，故用乌梅丸，但吐是热证，宜清木火，非言仍用乌梅丸也。

歌曰：厥阴消渴气冲心，心中既热而且疼。

饥不食，食即吐，下之不止君知否。

黄树曾氏云：因病属厥阴，而不在阳明，故不宜下。虽下之，其渴吐亦不止也。

男子消渴，小便反多，以饮一斗，小便亦一斗，肾气丸主之。

按：原本无“亦”字。方见《妇人杂病中》。

歌曰：男儿消渴治何难，饮一溲一肾气丸。

溲：音搜。小便也。

脉浮，小便不利，微热消渴者，宜利小便、发汗，五苓散主之。方见《痰饮中》。

渴欲饮水，水入则吐者，名曰水逆，五苓散主之。

渴欲饮水不止者，文蛤散主之。

文蛤散方

文蛤五两

上一味，杵为散，以沸汤五合，和服方寸匕。

歌曰：小便不利脉来浮，微热消渴利汗瘳。

水入则吐名水逆，二证同用五苓优。

假如渴饮不停时，并无他病五蛤施。

一味为散方寸匕，沸汤五合和服之。

淋家不可发汗，发汗则必便血。

歌曰：淋家汗莫说，汗出必便血。

小便不利者，有水气，其人若渴，栝蒌瞿麦丸主之。

栝蒌瞿麦丸方

栝蒌根二两　瞿麦一两　薯蓣三两　茯苓三两　附子一枚，炮

上五味，末之，炼蜜丸，梧子大，饮服三丸，日三服。不知，增至七八丸，以小便利，腹中温为知。

尤氏云：夫上浮之焰，非滋不熄；下积之阴，非暖不消，而寒润辛温并行不悖，此方为良法也。

陆氏云：凡腰肾虚冷，小便不利，合用肾气丸，而不宜地黄之滋腻者，用此方极效，身半以下水肿，腹冷小便不利者，亦主之。

歌曰：小便不利渴斯成，水气留中液不生。
三两蓣苓瞿一两，一枚附子二蒌行，
炼蜜为丸梧子大，三丸饮服日三吞，
不知增至七八可，知者便利腹中温。
陈氏原歌，补充四句。

小便不利，蒲灰散主之；滑石白鱼散、茯苓戎盐汤并主之。

蒲灰散方

蒲灰七分　滑石三分

上二味，杵为散，饮服方寸匕，日三服。分：去声。

滑石白鱼散方

滑石　乱发烧　白鱼各二分

上三味，杵为散，饮服方寸匕，日三服。

按：方寸匕，原本作“半钱匕”。

茯苓戎盐汤方

茯苓半斤　白术二两　戎盐弹丸大，一枚

上三味，先将茯苓白术煎成，入戎盐，再煎，分温三服。

丹波氏云：先将以下十七字，原本阙，今据宋本云及徐、沈、尤本补之。《金鉴》作“以水五升，煮取三升，分温三服”。

歌曰：小便不利蒲灰散，蒲七滑三饮服之，
滑石白鱼散饮服，白鱼滑发二分施。
至若茯苓戎盐汤，盐如弹丸一枚匡。
八茯二术先煎成，再煎戎盐三分温。

渴欲饮水，口干舌燥者，白虎加人参汤主之。方见《暍病》中。

脉浮发热，渴欲饮水，小便不利者，猪苓汤主之。

猪苓汤方

猪苓去皮　茯苓　阿胶　滑石　泽泻各一两

上五味，以水四升，先煮四味，取二升，去滓，内胶烊消，温服七合，日三服。烊：音阳。本作炀，烁金也。

歌曰：渴欲饮水口舌干，白虎人参汤可餐。
若是脉浮热饮水，小便不利猪苓安。
猪苓汤方歌见《伤寒方歌括》。

水气病脉证并治第十四

师曰：病有风水，有皮水，有正水，有石水，有黄汗。风水，其脉自浮，外证骨节疼痛，恶风；皮水，其脉亦浮，外证胕肿，按之没指，不恶风，其腹如鼓，不渴，当发其汗；正水，其脉沉迟，外证自喘；石水，其脉自沉，外证腹满，不喘；黄汗，其脉沉迟，身发热，胸满，四肢头面肿，久不愈，必致痈脓。胕：音肤。足也。又音扶。肿也。

歌曰：风水脉浮多外证，所以恶风骨节痛；
　　皮水亦浮不恶风，胕肿按之指没中，
　　其腹如鼓且不渴，当发其汗施表药；
　　正水脉沉迟，外证自喘独有之；
　　石水脉沉病匪浅，外证腹满原不喘；
　　黄汗沉迟热满胸，四肢头面肿，久必致痈脓。

里水者，一身面目黄肿，其脉沉，小便不利，故令病水。假如小便自利，此亡津液，故令渴也，越婢加术汤主之。方见《中风》中。令：平声。

歌曰：里水脉沉身肿黄，小便不利故病水。
　　若尿自利此亡津，口渴四术入越婢。

夫水病人，目下有卧蚕，面目鲜泽，脉伏，其人消渴。病水，腹大，小便不利，其脉沉绝者，有水，可下之。

按："病水腹大下"，程本、《金鉴》另为一条。

唐氏云：可下之，谓水不去，则温补无益，如十枣汤之类急夺去之，然后再议温补也。

歌曰：水病有蚕目下眠，脉伏消渴面目鲜。

病水腹大尿不利，其脉沉绝可下焉。

问曰：病下利后，渴饮水，小便不利，腹满因肿者，何也？答曰：此法当病水，若小便自利，及汗出者，自当愈。

歌曰：利后渴饮尿不利，腹满因肿曷使然？

师云此法当病水，若尿自利汗出痊。

师曰：诸有水者，腰以下肿，当利小便；腰以上肿，当发汗乃愈。

歌曰：水病多端未易治，师传大法信良规。

如腰下肿尿当利，腰上肿时汗最宜。

问曰：病有血分，水分，何也？师曰：经水前断，后病水，名曰血分，此病难治；先病水，后经水断，名曰水分，此病易治。何以故？去水，其经自下。分、易：俱去声。按：此条原本无，陈本有之，丹波氏《辑义》注中引此，云出《脉经》。

歌曰：前断经兮后病水，此名血分病难止。

如先病水后断经，水分水除经自临。

丹波氏云：《本事续方》云：治妇人经脉不通，即化黄水，遍身皆肿，名曰血分。其候与水肿相类一等，庸医不问源流，便作水疾治之，非为无效，又恐丧命，宜用此方。人参、当归、瞿麦穗、大黄、桂枝、茯苓，各半两，苦葶苈炒二分。上为细末，炼蜜丸，如梧子大，每服十五丸，空心米饮下。渐加至二十丸，止于三十丸，每无不效者。歌曰：参归瞿麦桂黄苓，各用五钱葶二分，细末蜜丸梧子大，空心十五米汤吞，渐加二十止三十，水肿先由经不行。

风水，脉浮，身重，汗出恶风者，防己黄芪汤主之。腹痛者，加芍药。 方见《湿病》中。

防己黄芪汤方

歌曰：风水汗恶风，脉浮而身重。

　　　防己黄芪汤，加芍因腹痛。

风水，恶风，一身悉肿，脉浮不渴，续自汗出，无大热，越婢汤主之。

越婢汤方

麻黄六两　石膏半斤　生姜三两　甘草二两　大枣十五枚　陈本十二枚

上五味，以水六升，先煮麻黄去上沫，内诸药，煮取三升，分温三服。

恶风者，加附子一枚，炮。

风水，加术四两。原注：《古今录验》。丹波氏云，原方只五味，盖加味法，编书者采录于《古今录验》，故注此四字。

秉真按：此证身无大热，而内部实有大热，何以知之？以其续自汗出，而用石膏之重知之也。且其汗出必粘手，或另有馊气可验，否则，石膏之寒，断难使用。又按：尤氏云：脉浮不渴句，或作脉浮而渴，此亦可备参考矣。临证审之。

歌曰：恶风悉肿名风水，不渴脉浮汗续来，

无大热兮宜越婢，三姜二草六麻开，
枣枚十五石膏八，散外清中益正该。
《录验》恶风附一颗，风水须加术四培。

皮水为病，四肢肿，水气在皮肤中，四肢聂聂动者，防己茯苓汤主之。聂：弋涉切，音叶，与㵩同。聂聂：动貌。

防己茯苓汤方

防己　黄芪　桂枝各三两　茯苓六两　甘草二两

上五味，以水六升，煮取二升，分温三服。

歌曰：皮水四肢肿，水在皮肤中，
四肢聂聂茯苓六，二草三芪己桂同。

里水，越婢加术汤主之；方见《中风》中。甘草麻黄汤亦主之。

甘草麻黄汤方

甘草二两　麻黄四两

上二味，以水五升，先煮麻黄去上沫，内甘草，煮取三升，温服一升，重覆汗出，不汗，再服。慎风寒。

歌曰：里水越婢四术匡，甘草麻黄亦堪尝，
四两麻黄二两甘，不汗再服慎风寒。

水之为病，其脉沉小，属少阴；陈云：石水。浮者为风；陈云：风水。无水虚胀者，为气。水，发其汗即已。脉沉者，宜麻黄附子汤；浮者，宜杏子汤。按：原本、赵本，"为气水"为句，魏、尤本，均以"水"字接下句。

麻黄附子汤方

麻黄三两　附子一枚，炮　甘草二两

上三味，以水七升，先煮麻黄，去上沫，内诸药，煮取二升半，温服八分，日三服。八分：《伤寒论》作八合。

杏子汤方 原注：未见。

歌曰：水病发汗病即已，脉若沉小少阴是。
宜用麻黄附子汤，浮者为风杏子美。
无水虚胀作气治，不可发汗须知旨。

是：上声。麻黄附子汤，即《伤寒论》麻黄附子甘草汤。方歌见《伤寒方歌括》。

厥而皮水者，蒲灰散主之。方见《消渴》中。

陈氏云：此言皮水溃烂，出其外治之方也。

歌曰：厥而皮水溃为殃，敷用蒲灰散最良。

问曰：黄汗之为病，身体肿，一作重。发热汗出而渴，状如风水，汗沾衣，色正黄如柏汁，脉自沉，何从得之？师曰：以汗出入水中浴，水从汗孔入得之，宜芪芍桂酒汤主之。

芪芍桂酒汤方

黄芪五两　芍药　桂枝各三两

上三味，以苦酒一升，水七升，相和，煮取三升，温服一升，当心烦，服至六七日乃解；若心烦不止者，以苦酒阻故也。

歌曰：黄汗身肿且发热，汗出色黄而口渴，
状如风水脉自沉，病由汗出入水中。

桂芍各三黄芪五，苦酒一升水七煮，

煮取三升服升许，连上句读。心烦六七日乃解；不止苦酒阻故耳。

黄汗之病，两胫自冷；第一节。假令发热，此属历节；第二节。食已，汗出，又身常暮盗汗出者，此荣气也；若汗出已，反发热者，久久其身必甲错；发热不止者，必生恶疮；第三节。若身重，汗出已，辄轻者，久久必身瞤，瞤即胸中痛，又从腰以上必汗出，下无汗，腰髋弛痛，如有物在皮中状，剧者不能食，身疼重，烦躁，小便不利，此为黄汗，桂枝加黄芪汤主之。第四节，原本“暮”下有“卧”字，赵本无之。荣气：一本作劳气。髋：音宽，本作髋。髀上骨也。弛、音豕。放也，犹云放松。

陈氏云：此分作四节解，中两节是借宾定主。

桂枝加黄芪汤方

桂枝　芍药各三两　甘草　黄芪各二两　生姜三两　大枣十二枚

上六味，以水八升，煮取三升，温服一升，须臾，饮热稀粥一升余，以助药力，温覆取微汗；若不汗，更服，

歌曰：黄汗两胫冷，身重汗辄轻，

久久必身瞤，连上句读。瞤即胸疼腰上汗，

腰痛如物在皮中，剧者不能食，

烦躁小便不利身重疼，桂枝汤里二芪充。

桂枝汤方歌见《伤寒方歌括》。

气分，心下坚，大如盘，边如旋杯，桂枝去芍药加麻辛附子汤主之。分：去声。原本，旋杯下，有“水饮所作”四

字，尤氏删之，陈本同。

桂甘姜枣麻辛附子汤方

桂枝　生姜各三两　细辛　甘草　麻黄各二两　附子一枚，炮　大枣十二枚

上七味，以水七升，煮麻黄，去上沫，内诸药，煮取二升，分温三服，当汗出如虫行皮中，即愈。

心下坚，大如盘，边如旋杯，水饮所作，枳术汤主之。按：此条之“杯”，原本作“盘”，徐、沈作杯。当从之。

枳术汤方

枳实七枚　白术二两

上二味，以水五升，煮取三升，分温三服，腹中软，即当散也。

歌曰：气分如盘心下坚，边如旋杯总堪怜。
辛甘麻二三姜桂，十二枣枚炮附全，
七升水煮二升成，三服汗出如虫行。
若因水饮之为患，枳实七枚二术烹。

附　方

《外台》防己黄芪汤　治风水，脉浮为在表，其人或头汗出，表无他病，病者但下重，从腰以上为和，腰以下当肿及阴，难以屈伸。方见《湿病》中。

歌曰：风水脉浮为在表，表无他病汗出脑，
腰以下重肿及阴，难以屈伸己芪好。

己芪：指防己、黄芪汤言。

黄疸病脉证并治第十五

额上黑，微汗出，手足中热，薄暮即发，膀胱急，小便自利，名曰女劳疸。腹如水状，不治。

按：原本此条共一百二十三字，《脉经》谷疸、女劳疸、酒疸各为一条。

歌曰：女劳疸本额上黑，微汗薄暮手足热，
　　　膀胱急兮尿自利，腹如水状元气绝。

心中懊侬而热，不能食，时欲吐，名曰酒疸。懊侬：音袄农。痛悔也。按：侬：本傩敖切，音猱，俗读若农。又懊侬，训痛悔，读者当体会得之。

酒疸，心中热，欲吐者，吐之愈。

程氏云：前证热深，则懊侬欲吐，今热微，则心中热，亦欲吐，病属上焦，故一吐之可愈，歌曰酒疸心中热懊侬，时时欲吐食不能，如其轻则心中热，欲吐吐之酒自醒。音星。

脉沉，渴欲饮水，小便不利者，皆发黄。

歌曰：脉沉若是渴思浆，尿不利兮总发黄。

黄疸之病，当以十八日为期，治之十日以上，差，反剧，为难治。上：音赏。差：去声。

歌曰：黄疸之期十八天，治之旬外定能痊。
　　　假如反剧为难疗，莫道南阳见不先。疗：去声。

谷疸之为病，寒热不食，食即头眩，心胸不安，久久发黄为谷疸，茵陈蒿汤主之。

茵陈蒿汤方

茵陈蒿六两　栀子十四枚　大黄二两

上三味，以水一斗，先煮茵陈，减六升，内二味，煮取三升，去滓，分温三服。小便当利，尿如皂角汁状，色正赤，一宿腹减，黄从小便去也。

歌曰：病呈寒热不思餐，食即头风心不安，
　　　久久发黄为谷疸，茵陈汤剂是灵丹。

茵陈蒿汤方歌见《伤寒方歌括》。

黄家，日晡所发热，而反恶寒，此为女劳得之，膀胱急，少腹满，身尽黄，额上黑，足下热，因作黑疸。其腹胀如水状，大便必黑，时溏，此女劳之病，非水也。腹满者难治，硝石矾石散主之。晡所：音义详《湿病》中。

硝石矾石散方

硝石《外台》有熬黄二字　矾石烧，等分。

上二味为散，以大麦粥汁和服方寸匕，日三服。病随大小便去，小便正黄，大便正黑，是其候也。

歌曰：黄家日晡所发热，而反恶寒因女色，
　　　膀胱急兮少腹满，身尽黄兮额上黑。
　　　足下热，作黑疸，腹胀如水灌，
　　　大便必黑亦时溏，此病女劳非水伤。
　　　惟有腹满则难治，矾烧硝熬等分施，
　　　大麦粥服方寸匕，即屙黄尿与黑屎。

酒黄疸，心中懊侬，或热痛，栀子大黄汤主之。

栀子大黄汤方

栀子十四枚　大黄一两　陈本作二两，不知何据。　枳实五枚　豉一升

上四味，以水六升，煮取二升，分温三服。

歌曰：酒疸懊侬或热疼，大黄一两豉盈升，

山栀十四枳枚五，水六取二三分温。

诸病黄家，但利其小便，假令脉浮，当以汗解之，宜桂枝加黄芪汤主之。

桂枝加黄芪汤方　见《水气病》中。

歌曰：诸黄利便本咸宜，候令脉浮汗解之。

桂枝黄芪汤固妙，脉浮热盛莫轻施。解释见下。

丹波氏云：《外台》许仁则疗急黄，始得大类天行病，用麻黄三两，葛根五两，石膏八两，生姜六两，茵陈二两，水煎服，覆被微取汗以散之。按：黄家脉浮热盛者，桂枝加黄芪汤非所宜，此方有大青龙之意，当随证选用，故附于此。歌曰：三两麻黄五葛根，六姜膏八二茵陈，脉浮热盛急黄证，此方有似大青龙。

诸黄，猪膏发煎主之。

猪膏发煎方

猪膏半斤　乱发如鸡子大，三枚

上二味，和膏中煎之，发消药成，分再服，病从小便出。

《千金》云：太医校尉史脱家婢黄病，服此，胃中燥粪下，便差，神验。徐氏谓为谷气实所致，并述治友

人骆天游黄疸，腹大如鼓，百药不效，服猪膏发灰各四两，一剂而愈。仲景岂欺我哉？

歌曰：猪膏八两疗诸黄，乱发三枚鸡子长。
煎得发消分再服，病从小便出之康。
胃中燥粪腹如鼓，百药无功此妙方。疗：去声。

黄疸病，茵陈五苓散主之。

徐氏云：治黄疸不贵补，存此以备虚证耳。

茵陈五苓散方

茵陈蒿末，十分　五苓散五分　方见《痰饮》中。

上二味和，先食，饮方寸匕，日三服。 分：去声。

丹波氏云：《外台》作“白饮和方寸匕，服之，日三”。

歌曰：黄疸传来一妙方，茵陈末与五苓匡。
茵陈十分五苓五，先食饮和方寸尝。

黄疸，腹满，小便不利而赤，自汗出，此为表和里实，当下之，宜大黄硝石汤。

大黄硝石汤方

大黄　黄柏　硝石各四两　栀子十五枚

上四味，以水六升，煮取二升，去滓，内硝更煮取一升，顿服。

歌曰：黄疸腹满小便赤，表和里实汗自出。
四两硝石柏大黄，栀子十五硝后入。

黄疸病，小便色不变，欲自利，腹满而喘，不可除热，热除必哕。哕者，小半夏汤主之。方见《痰饮》中。

歌曰：黄疸小便色不变，腹满而喘欲自利。
不可除热除必哕，小半夏汤功可记。

诸黄，腹痛而呕者，宜柴胡汤。

柴胡汤方 原注："必小柴胡汤"。方见《呕吐》中。

男子黄，小便自利，当与虚劳小建中汤。方见《虚劳》中。

歌曰：诸黄腹痛呕闻声，方用柴胡识病情。
男子发黄尿自利，虚劳小建任能胜。 平声。

附 方

瓜蒂汤 治诸黄。 方见《暍病》中。

《千金》麻黄醇酒汤 治黄疸。

麻黄三两

上一味，以美清酒五升，煮取二升半，顿服尽。冬月用酒，春月用水煮之。

歌曰：瓜蒂汤，治诸黄。
《千金》治黄疸，酒五麻三煮取二升半。
顿服尽，且语汝，冬月用酒春水煮。
语、鱼：去声。

黄疸总歌

杂病疸证名几许？黄、黑、谷、酒、女劳五。
诸病黄家但利便，脉浮汗解法诚古。
丹溪五疸不必分，同是湿热吾语汝。

惊悸吐衄下血胸满瘀血病脉证并治第十六

寸口脉动而弱，动即为惊，弱则为悸。

歌曰：寸口动弱君莫异，动即为惊弱则悸。

衄家不可汗，汗出必额上陷，脉紧急，直视不能眴，不得眠。 眴：音旬。目摇动也。

亡血不可发其表，汗出则寒栗而振。 此条由下移上。

歌曰：衄家不可汗，汗出额上陷。

脉且紧急不得眠，不能眴兮但直盼。

总之亡血不可发其表，汗出寒栗振难了。

夫吐血，咳逆上气，其脉数而有热，不得卧者，死。

丹波氏云：《巢源》“数”下有“浮大”二字。

歌曰：吐血君知未，咳逆且上气。

脉数而有热，不得卧者忌。

究其病根源，阴阳不平秘。 上：音赏。

夫酒客咳者，必致吐血，此因极饮过度所致也。

陈氏云：此言酒客吐血，专主湿热而言。师未出方，余用泻心汤，及猪苓汤，或五苓散去桂加知母、石膏、竹茹多效。

歌曰：极饮过度为酒客，咳致吐血属湿热。

陈氏泻心及猪苓，四苓知膏竹茹啜。

五苓散去桂，名四苓散。

病人胸满，唇痿，舌青，口燥，但欲漱水不欲咽，无寒热，脉微大来迟，腹不满，其人言我满，为有瘀血。

病者如热状，烦满，口干燥而渴，其脉反无热，此为阴伏，是瘀血也，当下之。

丹波氏云："阴伏"之"伏"，赵本作"状"，非。

陈氏云：此二节辨瘀血之见证也。

歌曰：胸满唇痿舌亦青，口燥但漱不欲吞，
　　　微大来迟无寒热，不满言满为瘀血。

其二：病者状如热，烦满口燥渴，
　　　脉反无热，阴伏血瘀下之活。

火邪者，桂枝去芍药加蜀漆牡蛎龙骨救逆汤主之。

丹波氏云：沈本不载此条。

桂枝去芍加蜀牡龙骨救逆汤方

桂枝三两，去皮　甘草二两，炙　龙骨四两　牡蛎五两，熬　生姜三两　大枣十二枚　蜀漆三两，洗，去腥

上为末，以水一斗二升，先煮蜀漆，减二升，内诸药，煮取三升，去滓，温服一升。

丹波氏云：为末，宋版《伤寒论》作七味。是。

歌曰：火邪一证有良方，桂去芍加蜀牡龙骨救逆汤。
　　　不云证状是否恰相当，审慎在临床。

方歌见《伤寒方歌括》。

心下悸者，半夏麻黄丸主之。

半夏麻黄丸方

半夏　麻黄各等分

上二味，末之，炼蜜和丸，小豆大，饮服三丸，日三服。

丹波氏云：按服三丸甚少，《本草纲目》作三十丸。似是。

歌曰：心下悸者饮气填，麻黄半夏各均研，
丸如小豆蜜须炼，每次饮吞三颗研。研：平声。

吐血不止者，柏叶汤主之。

柏叶汤方

柏叶　干姜各三两　艾三把　《千金》作一把。

上三味，以水五升，取马通汁一升，合煮，取一升，分温再服。　马粪用水化开，以布滤汁澄清，为马通汁。

歌曰：干姜柏叶各三两，水用五升艾把三，
更取升通同煮一，频频吐血此方安。

陈修园云：愚每用前方，病家皆惊疑不能听。今拟加减法，用生侧柏五钱，干姜炮透一钱五分，生艾叶三钱，水一杯半，马通一杯，煎八分服。如无马通，以童便代之。

歌曰：曾将侧柏五钱鲜，炮透干姜钱半研，
生艾三钱杯半水，马通难觅便堪煎。

下血，先便后血，此远血也，黄土汤主之。

黄土汤方　原注：亦主吐血衄血。

甘草　干地黄　白术　附子炮　丹波氏云：《千金》无附子　阿胶　黄芩各三两　灶中黄土半斤

上七味，以水八升，煮取三升，分温二服。

陈氏云：愚每用此方，以赤石脂一斤代黄土，如神；或以干姜代附子；或加鲜竹茹、侧柏叶各四两。又云：不仅治下血，而吐血、衄血，与妇人血崩等证，俱该在内。

下血，先血后便，此近血也，赤小豆当归散主之。方见《狐惑》中。

歌曰：远血先便血续来，半斤黄土莫徘徊，
术胶附地芩甘草，三两同行血证该。
若是血先便后至，快尝赤豆当归哉！
前四句陈氏原歌。

心气不足，吐血，衄血，泻心汤主之。

丹波氏云：《千金》心脏门，“不足”，作“不定”。

泻心汤方 原注：亦治霍乱。丹波氏云：按：程、沈、尤、《金鉴》删去四字。是。余谓原注待究，未可厚非。

大黄二两 黄连 黄芩各一两

上三味，以水三升，煮取一升，顿服之。

陈氏云：《济生》用大黄、生地黄汁治衄血，是从此方套出。

歌曰：心气不足不寻常，吐血衄血泻心汤。
大黄二两芩连一，釜下抽薪请细详。
若用大黄生地汁，从兹套出亦良方。
《千金》不足作不定，似此特征应勿忘。

呕吐哕下利病脉证并治第十七

哕：于月切。有声无物曰哕。陈元犀云：《金匮》论哕，专指呃逆而言也。

夫呕家有痈脓，不可治呕，脓尽自愈。

歌曰：呕有痈脓君莫怪，不治其呕脓尽差。去声。

先呕却渴者，此为欲解：先渴却呕者，为水停心下，此属饮家。

呕家本渴，今反不渴者，以心下有支饮故也，此属支饮。

歌曰：先呕却渴为欲解，先渴为水停心下。

呕家本渴今不渴，心下原有支饮在。

下：上声。在：上声。义同。

病人欲吐者，不可下之。

哕而腹满，视其前后，知何部不利，利之即愈。

歌曰：不可下者因欲吐，哕而腹满视前后。上声。

何部不利利之愈，譬求南风开北牖。

呕而胸满者，吴茱萸汤主之。

吴茱萸汤方

吴茱萸一升　人参三两　生姜六两　大枣十二枚

上四味，以水五升，煮取三升，温服七合，日三服。

干呕吐涎沫，头痛者，吴茱萸汤主之。方见上。

呕而肠鸣、心下痞者，半夏泻心汤主之。

半夏泻心汤方

半夏半升，洗　黄芩　干姜　人参　甘草各三两，炙　大枣十二枚　黄连一两

上七味，以水一斗，煮取六升，去滓，再煮，取三升，温服一升，日三服。

歌曰：呕而胸满茱萸汤，干呕吐涎头痛良。

呕而肠鸣心下痞，半夏泻心汤可尝。

吴茱萸汤、半夏泻心汤，方歌均见《伤寒方歌括》。

干呕而利者，黄芩加半夏生姜汤主之。

黄芩加半夏生姜汤方

黄芩　生姜各三两　甘草二两，炙　芍药二两　原本一两　半夏半升　大枣十二枚

上六味，以水一斗，煮取三升，去滓，温服一升，日再，夜一服。

诸呕吐，谷不得下者，小半夏汤主之。方见《痰饮》中。

歌曰：干呕而利者，芩夏生姜汤。

诸呕谷不下，小半亦良方。

黄芩加半夏生姜汤，方歌见《伤寒方歌括》

呕吐而病在膈上，后思水者，解，急与之。思水者，猪苓散主之。

猪苓散方

猪苓　茯苓　白术各等分　《千金》云各三两

上三味，杵为散，饮服方寸匕，日三服。

歌曰：吐后思水与之佳，此却先思水停哇。

猪术茯苓等分杵，饮调方寸日三谐。

呕而脉弱，小便复利，身有微热见厥者，难治，四逆汤主之。

唐氏云：呕者，小便不利，身热者、不见厥，今两者俱见，则是上下俱脱之形，故难治。

四逆汤方

附子一枚，生用　干姜一两半　甘草二两，炙

上三味，以水三升，煮取一升二合，去滓，分温再服。强人可大附子一枚，干姜三两。

歌曰：呕而脉弱尿复利，微热见厥则难治。去声。
切莫误用小柴胡，但将四逆汤试试。
四逆汤方歌见《伤寒方歌括》。

呕而发热者，小柴胡汤主之。

小柴胡汤方

柴胡半斤　半夏半升　黄芩　人参　甘草　生姜各三两　大枣十二枚

上七味，以水一斗二升，煮取六升，去滓，再煎取三升，温服一升，日三服。

胃反呕吐者，大半夏汤主之。原注：《千金》云：治胃反不受食，食入即吐。

大半夏汤方

半夏二升，洗完用　人参三两　白蜜一升

上三味，以水一斗二升，和蜜，扬之二百四十遍，煮药，取二升半，温服一升，余分再服。

歌曰：呕而发热小柴胡，胃反大半夏可茹。
夏取二升蜜取一，三参斗二水和蜜，
扬之二百四十遍，煮药但取二升半，
温服一升余再啖。
音但。小柴胡汤方歌见《伤寒方歌括》。

食已即吐者，大黄甘草汤主之。

大黄甘草汤方

大黄四两　甘草一两　《肘后》作二两，《千金》《外台》同。

上二味，以水三升，煮取一升，分温再服。

歌曰：食已即吐总难堪，四两大黄二两甘。
　　　欲吐本来不可下，此方此证试谈谈。

胃反吐而渴欲饮水者，茯苓泽泻汤主之。

《金鉴》云：胃反吐，不渴者，寒也；渴欲饮水者，饮也。

茯苓泽泻汤方

茯苓半斤　泽泻四两　甘草　桂枝各二两　白术三两　生姜四两

上六味，以水一斗，煮取三升，内泽泻，再煮取二升半，温服八合，日三服。

歌曰：胃反而渴欲饮水，三两白术二桂甘，
　　　茯苓八两生姜四，以水一斗煮取三，
　　　再内四泽煮二半，温服八合日三餐。

吐后渴欲得水而贪饮者，文蛤汤主之。兼主微风，脉紧头痛。

文蛤汤方

麻黄三两　杏仁五十个　大枣十二枚　甘草三两　石膏　文蛤各五两　生姜三两

上七味，以水六升，煮取二升，温服一升，汗出即愈。

程氏云：夫贪饮者，饮水必多，多则淫溢上焦，必有溢饮之患，故用此汤以散水饮。方中皆辛甘发散之药，故亦主微风脉紧头痛。

歌曰：吐后贪饮证宜详，文蛤石膏五两匡，

十二枣枚五十杏，麻甘三两等生姜。

微风脉紧头疼痛，兼主方知方外方。

陈氏原歌，各加修补。

干呕吐逆，吐涎沫，半夏干姜散主之。

半夏干姜散方

半夏　干姜各等分

上二味，杵为散，取方寸匕，浆水一升半，煎取七合，顿服之。

歌曰：干呕吐逆或吐涎，夏姜等杵浆水煎。

惟其类似茱萸证，不见头疼方用旃。

病人胸中似喘不喘，似呕不呕，似哕不哕，彻心中愦愦然无奈者，生姜半夏汤主之。愦：胡对切，音溃。心乱也。

生姜半夏汤方

生姜汁一升　半夏半升

上二味，以水三升，煮半夏，取二升，内生姜汁，煮取一升半，小冷，分四服，日三，夜一服。止，停后服。

歌曰：胸中似喘状堪怜，似呕似哕却不然，

愦愦心中无奈者，半升半夏水先煎，

一升姜汁仍同煮，病止须停后服焉。

干呕哕，若手足厥者，橘皮汤主之。

橘皮汤方

橘皮四两　生姜半斤

上二味，以水七升，煮取三升，温服一升，下咽即愈。

歌曰：干呕哕，手足厥，橘皮四两生姜八，
　　　下咽即愈无他长，宣厥元阳达四末。

哕逆者，橘皮竹茹汤主之。

橘皮竹茹汤方

橘皮二斤　竹茹二升　大枣三十枚　生姜半斤　甘草五两　人参一两

上六味，以水一斗，煮取三升，温服一升，日三服。

歌曰：哕逆因虚热气乘，一参五草八姜胜，
　　　枣枚三十二斤橘，生竹青皮刮二升。
　　　胜：平声。陈氏原歌。

下利清谷，不可攻其表，汗出，必胀满。

歌曰：下利清谷，表不可攻，
　　　因其汗出，必胀其中。

下利后，脉绝，手足厥冷，晬时脉还，手足温者生，脉不还者死。　晬：祖对切，音最。晬时：周时也。

歌曰：利后脉绝手足冷，晬时不还不复诊。

下利，腹胀满，身体疼痛者，先温其里，乃攻其表。温里、宜四逆汤，攻表、宜桂枝汤。

四逆汤方 见上。

桂枝汤方

桂枝三两，去皮 芍药三两 生姜三两 甘草二两，炙 大枣十二枚

上五味，㕮咀，以水七升，微火煮取三升，去滓，适寒温服一升。服已，须臾，啜稀粥一升，以助药力。温覆令一时许，遍身漐漐微似有汗者益佳，不可令如水淋漓。若一服，汗出，病差，停后服。漐：音蛰。汗出貌。一曰"漐漐"，小雨不辍也。

歌曰：下利腹胀身体疼，温里宜先四逆宗。

里既温兮胀自解，桂枝攻表痛轻松。

桂枝汤方歌见《伤寒方歌括》。

下利，三部脉皆平，按之心下坚者，急下之，宜大承气汤。

下利，脉迟而滑者，实也，利未欲止，急下之，宜大承气汤。

下利，脉反滑者，当有所去，下乃愈，宜大承气汤。

下利，已差，至其年月日时复发者，以病不尽故也，当下之，宜大承气汤。方见《痉病》中。

下利，谵语者，有燥屎也，小承气汤主之。

小承气汤方

大黄四两 枳实大者，三枚，炙 厚朴二两，炙

上三味，以水四升，煮取一升二合，去滓，分温二服，得利则止。

歌曰：下利三部脉皆平，心下坚者当急攻。
下利脉迟滑者实，利未欲止急下出。
下利脉来反滑者，当有所去下乃解。
已差至其日时复下利，四证皆宜大承气。
惟有下利谵语治不同，此因燥屎用小承。
大小承气汤，方歌均见《伤寒方歌括》。

下利便脓血者，桃花汤主之。

《金鉴》云：初病下利便脓血者，大承气汤，或芍药汤下之。热盛者，白头翁汤清之。若日久滑脱，则当以桃花汤养肠固脱可也。

秉真按：初病下利便脓血，设兼寒热头疼身痛者，宜仓廪汤托邪外出，或加槟朴归芍，取效尤速。设兼寒热而呕者，宜小柴胡汤，喻氏所谓逆流挽舟法是也；设发热不恶寒，下利肛门灼痛，小便赤涩者，宜葛根黄芩黄连汤，表里两解之。以是，知大承气与芍药汤，初病下利便脓血者不可轻用。

桃花汤方

赤石脂一斤，一半剉，一半筛末　干姜一两　粳米一升

上三味，以水七升，煮米令热，去滓，温服七合，内赤石脂末方寸匕，日三服。若一服愈，余勿服。

热利下重者，白头翁汤主之。

白头翁汤方

白头翁二两　黄连　黄柏　秦皮各三两

上四味，以水七升，煮取二升，去滓，温服一升。不愈，更服。

歌曰：下利便脓血，日久滑脱桃花涩。

热利下重白头翁，初病热盛有奇功。

桃花汤、白头翁汤，方歌均见《伤寒方歌括》。

下利后更烦，按之心下濡者，为虚烦也，栀子豉汤主之。 濡：乳充切，音耎。与软同，柔也。

尤氏云：热邪不从下减而复上动也，按之心下濡，则中无阻滞可知，故曰虚烦。

栀子豉汤方

栀子十四枚　香豉四合，绵裹

上二味，以水四升，先煮栀子，得二升半，内豉，煮取一升半，去滓，分二服，温进一服，得吐则止。陈氏云：末八字，宜从张氏删之。

歌曰：下利后更烦，按之心下濡。 同软。

所以为虚烦，栀子豉汤善。 上声。

栀子豉汤，方歌见《伤寒方歌括》。

下利清谷，里寒外热，汗出而厥者，通脉四逆汤主之。

通脉四逆汤方

附子大者一枚，生用　干姜三两，强人可四两　甘草二两，炙

上三味，以水三升，煮取一升二合，去滓，分温再服。

歌曰：下利清谷，里寒外热，

通脉四逆，汗出而厥。

通脉四逆汤，方歌见《伤寒方歌括》。

下利肺痛，紫参汤主之。

紫参汤方

紫参半斤　甘草三两

上二味，以水五升，先煮紫参，取二升，内甘草，煮取一升半，分温三服。原注：疑非仲景方。

歌曰：下利肺痛，八紫三甘，

先煮紫参甘后参，此证此方待研钻。

气利，诃梨勒散主之。

尤氏云：气利，气与屎俱失也。

诃梨勒散方

诃梨勒十枚，煨

上一味为散，粥饮和，顿服。 原注：疑非仲景方。

歌曰：气利气随屎失了，须知此恙亦不小。

十个诃梨煨后捣，调和粥饮顿服好。

附　方

《千金翼》小承气汤　治大便不通，哕数谵语。数：音朔。方见上。

丹波氏云：此条示哕用小承气之法，即上文哕而腹满、后部不利者。

歌曰：哕数谵语便不通，《千金翼》用小承攻。

小承气汤，方歌见《伤寒方歌括》。

《外台》黄芩汤　治干呕下利。

黄芩　人参　干姜各三两　桂枝一两　大枣十二枚　半

夏半升

上六味，以水七升，煮取三升，分温三服。

元坚云：此黄连汤类方，亦治上热下寒，以为干呕下利也，即黄连汤去黄连、甘草，加黄芩。

歌曰：干呕利兮责二阳，陈云：太阳阳明递相传也。
参芩三两等干姜。
桂枝一两半升夏，枣十二枚转运良。陈氏原歌。

疮痈肠痈浸淫病脉证并治第十八

浸：千寻切，音侵。浸淫：渐渍也。

诸浮数脉，应当发热，而反洒淅恶寒，若有痛处，当发其痈。

师曰：诸痈肿，欲知有脓无脓，以手掩肿上，热者为有脓，不热者为无脓。

歌曰：诸浮数脉当发热，而反恶寒热不彻。
若有痛处发其痈，掩肿热者为有脓。

肠痈之为病，其身甲错，腹皮急，按之濡，如肿状，腹无积聚，身无热，脉数，此为肠内有痈脓，薏苡附子败酱散主之。濡：与软同。

薏苡附子败酱散方

薏苡仁十分　附子二分　败酱五分　一名苦菜

上三味，杵为末，取方寸匕，以水二升，煎减半，顿服。小便当下。分：去声。

歌曰：其身甲错腹皮急，软如肿状腹无积。

身无热兮而脉数，肠内痈脓薏苡十，
附宜二分败酱五，方寸匕末二煎一。

肠痈者，少腹肿痞，按之即痛如淋，小便自调，时时发热，自汗出，复恶寒，其脉迟紧者，脓未成，可下之，当有血。脉洪数者，脓已成，不可下也，大黄牡丹汤主之。

按："肠"，原本作"肿"，赵本作"肠"。

大黄牡丹汤方

大黄四两　牡丹一两　桃仁五十个　瓜子半升　芒硝三合

上五味，以水六升，煮取一升，去滓，内芒硝，再煎沸，顿服之，有脓，当下，如无脓，当下血。

歌曰：少腹肿痞乃肠痈，按之即痛与淋同。
小便自调时热汗，恶寒迟紧未成脓。
未成可下当有血，五十桃仁瓜半升，
丹两黄四硝三合，脉若洪数不可吞。

病金疮，王不留行散主之。

王不留行散方

王不留行十分，八月八日采　蒴藋细叶十分，七月七日采　桑东南根白皮十分，三月三日采　甘草十八分　黄芩二分　川椒三分，除目及闭口者，去汗　厚朴二分　干姜二分　芍药二分

上九味，桑根皮以上三味，烧灰存性，勿令灰过，各别杵筛，合治之为散，服方寸匕，小疮即粉之，大疮但服之。产后亦可服。如风寒，桑东根勿取之，前三物

皆阴干百日。 分：去声。

歌曰：金疮诹采不留行，桑蒴同行十分明。
芩朴芍姜均二分，三椒十八草相成，
留行桑蒴烧存性，为散方寸匕可吞。
小疮粉之产后可，风寒勿取桑东根。
诹：音租。谋也。择日，曰诹日。 陈氏原歌，补充四句。

排脓散方

枳实十六枚　芍药六分　桔梗二分

上三味，杵为散，取鸡子黄一枚，以药散与鸡黄相等，揉和令相得，饮和服之，日一服。分：去声。

魏氏云：排脓散，为疮痈将成未成治理之法也。

陆氏云：余常用排脓散去鸡子黄，为痢疾辅佐药，得之则下赤白冻极爽利，因是缩短病之经过。

歌曰：芍宜六分桔须二，十六枳枚杵散匡，
鸡子黄枚药与等，揉和日一饮调尝。
陆云枳芍桔三味，痢证方中入更良。

排脓汤方

甘草二两　桔梗三两　生姜一两　大枣十枚

上四味，以水三升，煮取一升，温服五合，日再服。

《张氏医通》云：排脓汤治内痈、脓从呕出者。

歌曰：排脓汤与散悬殊，一两生姜二草俱，
大枣十枚三两桔，脓从呕出可无虞。
陈氏原歌，略改。

浸淫疮，从口流向四肢者可治；从四肢流来入口者不可治。

浸淫疮，黄连粉主之。

黄连粉方 未见。

陆氏云：尝有妇人唇四周，糜烂汁出，疼痛不可饮食，教以一味黄连粉粉之，汁大出而愈。

歌曰：浸淫疮药末黄连，从口流肢顺自然。
若起四肢流入口，半生常苦毒牵缠。
陈氏原歌。

趺蹶手指臂肿转筋阴狐疝蛔虫病脉证并治第十九

原本趺作跌。

病人常以手指臂肿动，此人身体瞤瞤者，藜芦甘草汤主之。

藜芦甘草汤方 未见

歌曰：指臂肿动病人常，身体瞤瞤芦草汤。

转筋之为病，其人臂脚直，脉上下行，微弦，转筋入腹者，鸡屎白散主之。

鸡屎白散方

鸡屎白

上一味，为散，取方寸匕，以水六合，和，温服。《肘后》云：以水六合，煮三沸，顿服之，勿令病者知之。

歌曰：转筋入腹脉微弦，臂脚直兮岂偶然。
鸡屎白宜方寸匕，水须六合下其咽。

阴狐疝气者，偏有小大，时时上下，蜘蛛散主之。

蜘蛛散方

蜘蛛十四枚，熬焦　桂枝半两

上二味为散，取八分一匕，饮和服，日再服，蜜丸亦可。

歌曰：阴狐疝气恐迁延，上下时时大小偏。
十四蛛熬桂半两，散和饮服蜜堪丸。

陆氏云：睾丸炎，通常用橘核、茴香、延胡、金铃等药多不效，惟日人野津氏《汉法医典》载橙皮汤一方，无论偏大两大，有热无热，服之皆效。其方乃橙皮、木通、大黄、茴香、桂枝、槟榔也。橙皮，药肆所无，须自觅之，代以橘皮，则不效。橙，音枨，实皮粗糙易剥，瓤味酸，其皮香气甚烈。

歌曰：疝气从来少验方，日人独出橙皮汤。
大黄茴桂槟通妙，若缺橙皮则莫尝。

问曰：病腹痛有虫，其脉何以别之？师曰：腹中痛，其脉当沉，若弦，反洪大，故有蛔虫。若：及也，非转语词。

歌曰：腹痛脉当沉若弦，反呈洪大有虫焉。

蛔虫之为病，令人吐涎，心痛，发作有时，毒药不止者，甘草粉蜜汤主之。

甘草粉蜜汤方

甘草二两　粉一两　蜜四两

上三味，以水三升，先煮甘草取二升，去滓，内粉蜜，搅令和，煎如薄粥，温服一升，差即止。

徐氏云：粉，乃米粉，用铅粉者，非。

歌曰：吐涎心痛蛔虫病，发作有时药不应。

一粉二甘四蜜使，水三煮草二去滓，

粉蜜和煎薄粥时，温服一升差勿施。差：去声。

蛔厥者，当吐蛔，令病者静而复时烦，此为脏寒。蛔上入膈，故烦。须臾，复止，得食而呕。又烦者，蛔闻食臭出，其人当自吐蛔。令：《玉函》作今。

蛔厥者，乌梅丸主之。

乌梅丸方

乌梅三百个　细辛六两　干姜十两　黄连一斤　当归　川椒各四两，去汗　附子炮　桂枝　人参　黄柏各六两

上十味，异捣筛，合治之，以苦酒渍乌梅一宿，去核，蒸之，五升米下，饭热，捣成泥，和药令相得，内臼中，与蜜杵二千下，丸如梧子大，先食，饮服十丸，日三服，稍加至二十丸，禁生冷滑臭等食。

歌曰：蛔厥静复烦，吐蛔为脏寒。

烦因蛔入膈，静因蛔暂安。

得食呕又烦，蛔闻食臭出膈间，主之乌梅丸。

乌梅丸，方歌见《伤寒方歌括》。

丹波氏云：此方主胃虚而寒热错杂以致蛔厥者，而有胃虚以偏于寒而动蛔者，陶华因立安蛔理中汤主之。而有胃不虚以偏于热而动蛔者，汪琥因制清中安蛔汤主之。此各取本方之半而治其所偏也，对证施治，皆有奇效。

安蛔理中汤 即理中汤加乌梅、川椒。出《全生集》。

清中安蛔汤 黄连、黄柏、枳实、乌梅、川椒，出《伤寒辨注》。

歌曰：又有安蛔理中汤，乌梅花椒同煎尝。
若问清中安蛔法，连柏枳乌川椒匡。
胃虚偏寒理中好，不虚偏热清中良。

妇人妊娠病脉证并治第二十

妊：日荫切，音任。娠：诗因切，音申。

师曰：妇人得平脉，阴脉小弱，其人渴，不能食，无寒热，名曰妊娠，桂枝汤主之。于法，六十日当有此证，设有医治逆者，却一月，加吐下者，则绝之。桂枝汤方见《下利》中。

歌曰：妇人得平脉，阴脉小弱其人渴，
不能食兮无寒热，名曰妊娠桂枝汤，于法六十此证当。
医治设逆却一月，加吐下者则断绝。
桂枝汤方歌见《伤寒方歌括》。

妇人宿有癥病，经断未及三月而得漏下不止，胎动在脐上者，为癥痼害。余无言氏云：须知妇人既然受胎，必不再患癥病，既有癥病，必然不再受胎。细察原文，乃是癥与胎之鉴别诊断，其意至显。且经断未及三月，有胎亦不当能动，即动亦不应高至脐上，于是乃断定实非妊娠而为癥痼害也。妊娠六月动者，前三月经水利时，胎也。下血者，后断三月，衃也。所以血不止者，其癥不去故也，当下其癥，桂枝茯苓丸主之。衃：

铺枚切，音胚。《说文》：凝血也。魏荔彤曰：胎与衃之辨，当于血末断之前三月求之，前三月之经水顺利，则经断必是胎，前三月有曾经下血者，则经断必成衃。按：魏说见《金鉴》注，与余氏所引魏说不同，魏说原有两种故也。

桂枝茯苓丸方

桂枝　茯苓　牡丹去心　桃仁去皮尖，熬　芍药各等分

上五味，末之，炼蜜和丸，如兔矢大，每日食前服一丸，不知，加至三丸。

歌曰：宿有癥病断未三，脐上动兮漏不堪。
癥痼为害几人谙？娠至六月本能动，
必前三利始可信，前三下血纵断三，
是衃非妊亦定论，其癥不去血不止。
桂苓丹桃芍等分，炼蜜和丸兔矢大，
每日食前一丸进。

妇人怀妊六七月，脉弦发热，其胎愈胀，腹痛恶寒者，少腹如扇，所以然者，子脏开故也，当以附子汤温其脏。原注：方未见。陈氏疑是《伤寒》附子汤。陈本“恶寒”下无“者“字。

歌曰：六七月间子脏开，脉弦发热胎愈胀，
少腹如扇腹痛寒，当以附子温其脏。

师曰：妇人有漏下者，有半产后因续下血都不绝者，唐云：此两证是宾。有妊娠下血者。唐云，此句是主。假令妊娠腹中痛，为胞阻，胶艾汤主之。令：平声。

方氏曰：胎动，胎漏，皆下血，而胎动有腹痛，胎漏无腹痛，故胎动宜行气，胎漏宜清热。

胶艾汤方 原注：一方加干姜一两。

阿胶二两 干地黄原本缺两数，徐、沈、尤用六两 芎䓖二两 当归三两 芍药四两 艾叶三两 甘草二两

上七味，以水五升，清酒三升，合煮取三升，去滓，内胶令消尽，温服一升，日三服。不差，更作。

歌曰：妇人漏下经不匀，有因半产血频仍，
下血之证妊娠有，假令腹痛为胞阻。
胶草芎䓖二两补，归艾各三水用五，
六地四芍酒三煮，煮取三升服一升。
一方加姜一两辅。

妇人怀妊，腹中㽲痛，当归芍药散主之。㽲：吉巧切，音绞。本作疞，腹中急痛也。又，音鸠，义同。

当归芍药散方

当归 芎䓖各三两 芍药一斤 茯苓 白术各四两 泽泻半斤

上六味，杵为散，取方寸匕，酒和，日三服。

歌曰：妊娠㽲痛不轻松，泽八归芎三两同，
斤芍术苓皆四两，酒和杵散有奇功。

妊娠呕吐不止，干姜人参半夏丸主之。

干姜人参半夏丸方

干姜 人参各一两 半夏二两

上三味，末之，以生姜汁糊为丸，如梧子大，饮服十丸，日三服。

尤在泾云：寒逆用此方，热逆用《外台》方：青竹茹、橘皮、半夏各五两，生姜、茯苓各四两，麦冬、人

参各三两。为治胃热气逆呕吐之法，可补仲师之未备也。

歌曰：妊娠呕吐不曾罢，一两姜参二两夏，
姜汁糊丸梧子大，十丸饮服日三下。
《外台》热逆不同方，五两竹茹夏橘匡，
参麦各三和胃气，生姜与茯四同尝。

按：治热逆，生姜、半夏似宜减轻用之。

秉真按：妊娠呕吐不止，惟小柴胡加入归芍为神剂。若恶闻食臭者，必加乌梅、伏龙肝以和肝胃。盖妇人受妊，肝木每多怫郁，失其条达疏泄之性，遂令喜呕，甚至不止，惟小柴胡分量当依《伤寒》原方减半，每两只用一钱，半夏可用二三钱。此余数十年来屡试屡验之方也，从不经人道破，岂待愚者而后一得哉！

妊娠小便难，饮食如故，当归贝母苦参丸主之。

当归贝母苦参丸方 原注：男子加滑石半两。

当归 贝母 苦参各四两

上三味，末之，炼蜜丸，如小豆大，饮服三丸，加至十丸。

歌曰：饮食如常小便难，苦参归贝四同餐，
丸如小豆蜜须炼，饮服三丸至十丸，
非仅妊娠患此疾，男儿增滑半两安。

妊娠有水气，身重，小便不利，洒淅恶寒，起即头眩，葵子茯苓散主之。

葵子茯苓散方

葵子一斤　茯苓三两

上二味，杵为散，饮服方寸匕，日三服，小便利则愈。

陈元犀云：按葵子俗人畏其滑胎，不必用之，《中藏经》五皮饮加紫苏，水煎服，甚效。

歌曰：头眩恶寒水气干，胎前身重小便难。
一升葵子苓三两，米饮调和病即安。
但是滑胎未易服，不如苏入五皮餐。
陈氏原歌，补充两句。

妇人妊娠，宜常服当归散主之。

当归散方

当归　黄芩　芍药　芎䓖各一斤　白术半斤

上五味，杵为散，酒饮服方寸匕，日再服。妊娠常服，即易产，胎无苦疾，产后百病悉主之。

歌曰：妊娠常服有良方，归芍芩芎十六匡，
白术半斤同杵散，调须酒饮服之良。
果然易产胎无疾，产后诸伤悉主张。

妊娠养胎，白术散主之。

白术散方　原注：见《外台》。

白术　芎䓖　蜀椒三分，去汗　牡蛎

上四味，杵为散，酒服一钱匕，日三服，夜一服。但苦痛，加芍药；心下毒痛，倍加芎䓖；心烦吐痛，不能食饮，加细辛一两，半夏大者二十枚，服之后，更以醋浆水服之；若呕，以醋浆水服之；复不解者，小麦汁服之；已后渴者，大麦粥服之。病虽愈，服之勿置。

丹波氏云：苦痛：沈本作苦腹痛。吐痛：《外台》作吐唾，为是。

程云来云：以大麦粥能调中补脾，故服之勿置，非指上药常服也。

歌曰：又有养胎白术散，芎椒三分异前方，前方清补，此方温补。

方中牡蛎无分两，杵散酒吞钱匕良。三分之“分”，去声。

苦痛芍药加最美，心下毒痛倍芎是。

吐痛不食心又烦，加夏廿枚一细使。

醋浆水须服后吞，若呕醋浆服可止。

不解小麦煮汁尝，已后渴者大麦喜。

既愈常服莫轻抛，壶中阴阳大燮理。

加减歌陈氏作。

妇人产后病脉证并治第二十一

问曰：新产妇人有三病，一者病痉，二者病郁冒，三者大便难，何谓也？师曰：新产血虚，多汗出，喜中风，故令病痉；亡血，复汗，寒多。唐云，寒多，是言亡血复汗，则外寒多得袭之也。故令郁冒；亡津液，胃燥，故大便难。按：原本此与下“产妇郁冒”为一条。陆云：徐镕本分之。

歌曰：新产妇人有病三，亡津胃燥大便难。

产后何为病郁冒，亡血复汗袭多寒；

痉病何现新产中，血虚多汗喜中风。

产妇郁冒，其脉微弱，呕不能食，大便反坚，但头汗出。以上为本条主证。所以然者，血虚而厥，厥而必冒，冒家欲解，必大汗出。以血虚下厥，孤阳上出，故头汗出。所以产妇喜汗出者，亡阴血虚，阳气独盛，故当汗出，阴阳乃复，大便坚，呕不能食，小柴胡汤主之。方见呕吐中。

余氏云：所谓必大汗出者，非如用麻桂之大汗出也。大者普遍之意，对但头汗出而言，即是用小柴胡和解其邪，使之遍身有微汗耳。

尤氏云：血去阴虚，阳受邪气而独盛，汗出则邪去，阳弱而后与阴相和，所谓损阳而就阴是也。

歌曰：产妇郁冒脉微弱，呕不能食便反确。坚也。

血虚下厥孤阳浮，故尔但现头汗出。

损阳就阴汗斯痊，小柴胡功未易述。

小柴胡汤方歌见《伤寒方歌括》。

病解能食，七八日更发热者，此为胃实，大承气汤主之。方见痉病中。

《金鉴》云：用大承气汤，亦必其人形气俱实，胃强能食者，始可也。

歌曰：病解能食，七八更热，

此为胃实，大承气啜。

大承气汤方歌见《伤寒方歌括》。

产后腹中疞痛，当归生姜羊肉汤主之，并治腹中寒疝，虚劳不足。

当归生姜羊肉汤方 见寒疝中。

歌曰：产后腹中疞痛，归姜羊肉熬汤，
　　并治腹中寒疝，虚劳不足可尝。

产后腹痛，烦满不得卧，枳实芍药散主之。

枳实芍药散方

枳实烧，令黑，勿太过　芍药各等分

上二味，杵为散，服方寸匕，日三服。并主痈脓，以麦粥下之。陈本“以”作“大”。

师曰：产妇腹痛，法当以枳实芍药散，假令不愈者，此为腹中有干血着脐下，宜下瘀血汤主之。亦主经水不利。令：平声。著：入声。

下瘀血汤方

大黄三两　赵本作二两　桃仁二十枚　䗪虫二十枚，熬，去足

上三味，末之，炼蜜和为四丸，以酒一升煎一丸，取八合，顿服之。新血下如豚肝。

歌曰：腹疼烦满不能卧，烧黑枳兮芍分同，
　　以麦粥吞方寸匕，日三与服并痈脓，
　　假令枳芍不相安，干血著脐应细看。
　　廿粒桃仁䗪二十，三黄炼蜜四为丸。
　　一丸以洒一升煎，顿服血下如豚肝。
　　漫道此方宜产后，经来不利亦灵丹，

产后七八日，无太阳证，少腹坚痛，此恶露不尽，不大便，烦躁发热，切脉微实，再倍发热，日晡时烦躁者，不食，食则谵语，至夜即愈，宜大承气汤主之。热

在里，结在膀胱也。再倍，诸本同，陈本作更倍。

大承气汤方 见《痓病》中。

歌曰：产后七八无太阳，少腹坚痛恶露藏，
不大便兮烦躁热，切脉微实热倍常，
日晡烦躁食谵语，至夜即愈大承匡。
结在膀胱热在里，谁云产后不宜凉？

产后风，续之数十日不解，头微痛，恶寒，时时有热，心下闷，干呕汗出。虽久，阳旦证续在者，可与阳旦汤。原注：即桂枝汤。方见下利中。

丹波氏云："续之"，徐、沈作续续。"心下闷"，《脉经》作"心下坚"。者：原本作耳。

丹波氏云：阳旦汤，徐、沈、尤、《金鉴》为桂枝汤加黄芩，而魏则据《伤寒论》证象阳旦条，为桂枝加附子，并误，惟程依原注为是。

秉真按：伤寒少阳病，有往来寒热，胸胁苦满，心烦喜呕，或胸中烦而不呕之证；又云：伤寒中风有柴胡证，但见一证便是，不必悉具。然则此条证状，如果是心下闷，闷者，烦也，而又干呕汗出，则是太阳已与少阳合病，与桂枝汤加黄芩，实为对证。如果依《脉经》作心下坚，坚者，阴气结于膈间也，则用桂枝汤，或再加附子，未为不可。又按：余氏《金匮新义》此条下有验案两则，专用寒凉取效，医者在所必阅也。

歌曰：产后之风数十日，恶寒时热头微疼，
心下闷兮干呕汗，虽久可与阳旦攻。

原注桂枝魏加附，徐沈加苓《金鉴》同。

产后中风，发热，面正赤，喘而头痛，竹叶汤主之。

竹叶汤方

竹叶一把　葛根三两　防风　桔梗　桂枝　人参　甘草各一两　附子一枚，炮　生姜五两　大枣十五枚

上十味，以水一斗，煮取二升半，分温三服，温覆使汗出。颈项强，用大附子一枚，破之如豆大，前药扬去沫。呕者加半夏半升，洗。前：赵本作“煎”。丹波氏云：《千金》“分”上有“去滓”二字，无“一枚”以下十二字。

歌曰：产后中风且发热，面焉正赤喘头疼。
　　一防桔桂参同草，姜五葛三附一充，
　　十五枣枚竹一把，呕加夏半奠中宫。
　　附枚大者项因强，三服分温汗出松。
　　夏半：莫误作半夏。

妇人乳，中虚，烦乱呕逆，安中益气，竹皮大丸主之。

唐氏云：“妇人乳”，作一读，谓乳子也。“中虚”，作一句，谓乳汁去多，则中焦虚乏，上不能入心化血，则心神无依而烦乱，下不能安胃以和气，则胃气上逆而为呕逆云云。读：音豆，略停也。

竹皮大丸方

生竹茹　石膏各二分　桂枝　白薇各一分　甘草七分

上五味，末之，枣肉和丸，弹子大，以饮服一丸，日三，夜二服。有热者倍白薇，烦喘者加柏实一分。

分：去声。 弹：音但。

歌曰：烦乱呕逆乳中虚，二分石膏生竹茹，
安中益气甘草七，枣肉和丸薇桂一，
弹大一丸用饮吞。有热白薇当倍增，
烦喘一分柏子仁。

产后下利虚极，白头翁加甘草阿胶汤主之。

白头翁加甘草阿胶汤方

白头翁　甘草　阿胶各二两　秦皮　黄连　柏皮各三两

上六味，以水七升，煮取二升半，内胶令消尽，分温三服。

歌曰：产后下利虚极中，草胶二入白头翁。
白头翁汤方歌见《伤寒方歌括》。

附　方

《千金》三物黄芩汤　治妇人在草蓐，自发露得风，四肢苦烦热，头痛者，与小柴胡汤。头不痛，但烦者，此汤主之。

《类聚方广义》云：治每至夏月，手掌足心烦热难堪，夜间最甚不能眠者。又云，治诸失血后，身体烦热倦怠，手掌足下热更甚，唇舌干燥者。

黄芩一两　苦参二两　干地黄四两

上三味，以水六升，煮取二升，温服一升，多吐下虫。

歌曰：草蓐之中露得风，四肢烦热且头疼，
小柴固是调和法，不痛但烦方不同。
二苦一芩干地四，一升温服吐多虫。

《千金》内补当归建中汤 按：即小建中汤去饴糖，加当归四两，治妇人产后虚羸不足，腹中刺痛不止，吸吸少气，或苦少腹中急痛引腰背，不能食饮。产后一月日，得服四五剂为善，令人强壮方。原本“急下”有“摩”字，方作宜。丹波氏云，《千金》无摩字，宜作方。

当归四两　桂枝　生姜各三两　芍药六两　甘草二两　大枣十二枚

上六味，以水一斗，煮取三升，分温三服，一日令尽。若大虚，加饴糖六两，汤成内之，于火上暖令饴消；若去血过多，崩伤内衄不止，加地黄六两，阿胶二两，合八味，汤成，内阿胶。若无当归，以芎䓖代之；若无生姜，以干姜代之；《巢源》云：吐血有三种，一曰内衄，出血如鼻衄，但不从鼻孔出也，

歌曰：产后虚羸少气，腹中刺痛不停，
或苦少腹腰背疼，不能食饮归纳四两小建中，
大虚裁用六饴糖，去血过多、二胶六地黄。
小建中汤方歌见《伤寒方歌括》。

妇人杂病脉证并治第二十二

妇人中风，七八日，续来寒热，发作有时，经水适断，此为热入血室，其血必结，故使如疟状，发作有时，小柴胡汤主之。方见《呕吐》中。

歌曰：中风七八续寒热，发作有时经适绝，

热入血室血必结，惟用小柴为真诀。

妇人伤寒发热，经水适来，昼日明了，暮则谵语，如见鬼状者，此为热入血室，治之无犯胃气，及上二焦，必自愈。

歌曰：伤寒发热经适来，暮则谵语鬼状该。

此为热邪入血室，无犯胃气上二哉。

妇人中风，发热恶寒，经水适来，得之七八日，热除，脉迟，身凉和，胸胁满，如结胸状，谵语者，此为热入血室也，当刺期门，随其实而取之。按：原本“得”下无“之”字，《伤寒》太阳下篇“得”下有“之”字。

歌曰：中风发热且恶寒，经水适来七八日，

热除脉迟胸胁满，谵语因热入血室，

当刺期门随其实。

阳明病，下血谵语者，此为热入血室，但头汗出，当刺期门，随其实而泻之。濈然汗出者愈。濈：音集。疾貌。曹植文：濈然凫没。

歌曰：阳明下血语无由，热入胞宫但汗头，

当刺期门随实泻，濈然汗出复何忧。

妇人咽中如有炙脔，半夏厚朴汤主之。脔：恋上声，块切肉也。

半夏厚朴汤方

半夏一升　厚朴三两　茯苓四两　苏叶二两　生姜五两

上五味，以水七升，煮取四升，分温四服，日三，夜一服。

歌曰：状如炙脔贴咽中，却是痰凝气不通，

半夏一升茯四两，五姜三朴二苏攻。

陈氏原歌。

妇人脏躁，喜悲伤，欲哭，象如神灵所作，数欠伸，甘麦大枣汤主之。躁：一本作燥，非。数：音朔，频也。欠：张口舒气也。伸：屈者使直也。

甘草小麦大枣汤方

甘草三两　小麦一升　大枣十枚

上三味，以水六升，煮取三升，分温三服。亦补脾气。

歌曰：妇人脏躁象神灵，欲哭悲伤数欠伸，

小麦一升三两草，十枚大枣效频频。

妇人吐涎沫，医反下之，心下即痞，当先治其吐涎沫，小青龙汤主之。涎沫止，乃治痞，泻心汤主之。

小青龙汤方见肺痈中

泻心汤方见惊悸中

歌曰：吐涎反下痞斯萌，治吐宜先用小青，

若是吐涎由此止，乃治其痞泻心灵。

问曰：妇人年五十所，病下利数十日不止，暮即发热，少腹里急，腹满，手掌烦热，唇口干燥，何也？师曰：此病属带下，何以故？曾经半产，瘀血在少腹不去。何以知之？其证唇口干燥，故知之。当以温经汤主之。所：不定之词。《史记》：父去里所复还，里所，犹言里许也。丹波氏云：所，即日晡所之所，诸家或接下句，义不通。瘀，依据切。《说文》：积血也。又音于，义同。

秉真按：温经汤为妇人曾经半产瘀血在少腹不去者之主方，其用药之妙，不在去瘀，而在温经，以经得温，则瘀自行也。乃说者曰：温经汤既主瘀血不去，又主去血崩中；既主经至期不至，又主月水来过多，相互对勘，不无矛盾。不知温经汤之所以统治诸病者，因其病同为瘀血不去所致也，假使崩中去血，月水来多，不因瘀血不去所致，则黄土汤为绝妙之方，温经汤又非所宜矣。因此，知温经汤所治之证，皆同源而异流者也，医者可不探其本而徒从证状上诋为矛盾哉！

温经汤方

吴茱萸三两　当归　芎䓖　芍药　人参　桂枝　阿胶　牡丹皮去心　甘草　生姜各二两　半夏半升　麦门冬一升，去心

上十二味，以水一斗，煮取三升，分温三服。亦主妇人少腹寒，久不受胎，兼治崩中去血，或月水来过多，及至期不来。

歌曰：下利数十日不止，妇人五十曷病此？
暮即发热少腹急，腹满掌热干唇齿。
师云此病属带下，半产瘀血少腹里，
唇口干燥故知之，归芍胶芎各二施，
并参丹草姜桂枝，麦冬一升夏半升，
茱萸三两尽可吞，少腹寒兮久不胎，
崩中去血莫徘徊，月水来多至不来，

灵活运用一方该。

带下，经水不利，少腹满痛，经一月再见者，土瓜根散主之。见：音现。

土瓜根散方 原注：阴癞肿，亦主之。

土瓜根　芍药　桂枝　䗪虫各三分

上四味，杵为散，酒服方寸匕，日三服。分：去声。

歌曰：带下经水不顺利，少腹满痛经再见，

三分桂芍䗪瓜根，酒服方寸日三吞，

阴癞肿痛奏效频。

寸口脉弦而大，弦则为减，大则为芤，减则为寒，芤则为虚，寒虚相搏，此名曰革，妇人则半产漏下，旋覆花汤主之。方见《五脏风寒积聚》中。

按：论中有证有方者，惟此条难解，暂不咏。

妇人陷经漏下，黑不解，胶姜汤主之。

胶姜汤方 原注：臣亿等校诸本无胶姜汤方，想是妊娠中胶艾汤。

陈氏云：宋氏妇产后三月余，经血暴下，次下黑块，约下三四盆许，不省人事，牙关紧闭，余用生姜一两，阿胶五钱，大枣四枚，水煮服。半时许，腹中微响，身有微汗而渐温，须臾，苏醒，令饮米汤一杯。又进前方，血崩立止，脉复厥回。大约胶姜汤即生姜、阿胶二味也。

歌曰：陷经漏下黑不解，方阙胶姜君莫骇，

一两生姜胶五钱，四枚大枣水同煎。

陈氏经验亦堪传。

妇人少腹满如敦状，小便微难而不渴，生后者，此为水与血俱结在血室也，大黄甘遂汤主之。敦：音对。古盛黍稷器，与今之盌相似。

大黄甘遂汤方

大黄四两　甘遂　阿胶各二两

上三味，以水三升，煮取一升，顿服之，其血当下。陈云：甘遂，似当减半用之。

歌曰：少腹敦状尿微难，生后逢之口不干，
　　　水血俱凝于血室，遂胶均二四黄餐。
　　　三升水只煎成一，顿服瘀行病自安。

妇人经水不利下，抵当汤主之。原注：亦治男子膀胱满急有瘀血者。

抵当汤方　当：去声。

水蛭三十个，熬　虻虫三十枚，熬，去翅足　桃仁二十个，去皮尖　大黄三两，酒浸

上四味，为末，以水五升，煮取三升，去滓，温服一升。

歌曰：经来不利有良方，只用《伤寒》抵当汤。
　　　男子膀胱如满急，审因瘀血亦堪尝。
　　　抵当汤方歌见《伤寒方歌括》。

妇人经水闭，不利，脏坚癖不止，中有干血，下白物，矾石丸主之。癖：音僻。腹有积聚成块也。又，嗜好之病也。《晋书》杜预曰：臣有《左传》癖。

矾石丸方

矾石三分，烧　杏仁一分

上二味，末之，炼蜜和丸，枣核大，内脏中，剧者再内之。内：同纳。

歌曰：妇人经水闭不利，脏中坚癖血为干，

下来白物枯矾三，一分杏仁炼蜜丸。

枣核大，纳脏中，剧者再纳经自通。分：去声。

妇人六十二种风，及腹中血气刺痛，红蓝花酒主之。

红蓝花酒方 原注：疑非仲景方。

红蓝花一两

上一味，以酒一大升，煎减半，顿服一半，未止，再服。

歌曰：曾闻六二妇人风，血气刺疼在腹中，

升酒两红煎减半，顿尝一半未平重。

妇人腹中诸疾痛，当归芍药散主之。方见妊娠中。

妇人腹中痛，小建中汤主之。方见虚劳中。

歌曰：妇人腹中诸疾痛，当归芍药有殊功。

又云一种腹中痛，最好莫如小建中。

问曰：妇人病，饮食如故，烦热不得卧，而反倚息者，何也？师曰：此名转胞，不得溺也，以胞系了戾，故致此病。但利小便，则愈，宜肾气丸主之。胞：音抛，与脬同。膀胱也。

溺：与尿同，胞系、输尿管也。了戾：不直伸也。

肾气丸方

干地黄八两　薯蓣　山茱萸各四两　牡丹皮　茯苓　泽泻各三两　桂枝　附子炮，各一两　《千金翼》各二两。

上八味，末之，炼蜜和丸，梧子大，酒下十五丸，加至二十五丸，日再服。

歌曰：妇人饮食仍如故，烦热倚息不得卧，
此名转胞不得尿，胞系了戾得其要。
但利小便即健康，四两薯蓣八地黄，
三丹苓泽桂附一，丸如梧子须炼蜜。
酒下每服十五丸，加至廿五日再餐。

妇人阴寒，温阴中，坐药，蛇床子散主之。此从《脉经》，与原本稍异。

徐氏云：坐：谓纳入阴中，如生产谓坐草之坐也。

蛇床子散方

蛇床子仁

上一味，末之，以白粉少许，和合相得，如枣大，绵裹内之，自然温。合：赵本作"令"。

歌曰：妇人底事冷阴门，惟有蛇床妙弗言。
白粉少和如枣大，绵缠纳入自然温。

少阴脉滑而数者，阴中即生疮，阴中蚀疮烂者，狼牙汤洗之。

丹波氏引龚氏《外科百效》云：如因妇人子宫不净，与之交合，遂令阴茎连睾丸肿疮，小便如淋，名阴蚀疮，然妇人亦有之。据此，则阴蚀乃霉疮之属耳。

狼牙汤方

狼牙三两

上一味，以水四升，煮取半升，以绵缠筯如茧，浸汤沥阴中，日四遍。 筯：逐预切，同箸。

《金鉴》云：狼牙，非狼之牙，乃狼牙草也。如不得，以狼毒代之亦可。其疮深，洗不可及，则用后法也。

歌曰：少阴滑数阴生疮，疮烂汤烹三两狼。
若是疮深洗不及，绵缠筯沥四回良。

胃气下泄，阴吹而正喧，此谷气之实也，膏发煎导之。 方见《黄疸》中。

歌曰：胃气下泄阴正喧，此为谷气实之原，
虽云膏发煎堪导，无奈病家不肯言。

小儿疳虫蚀齿方 原注：疑非仲景方。

雄黄 葶苈

上二味，末之，取腊日猪脂镕，以槐枝绵裹头四五枚，点药烙之。

歌曰：小儿疳虫蚀齿方，苈黄研末镕脂匡，
槐枝四五头绵裹，点药烙之法最良。
第是妇人杂病后，突然出此待推详。

《捷咏》后言

《医宗金鉴》云："医者书不熟，则理不明；理不明，则识不精，临证游移，漫无定见，药证不合，难以奏效。"《捷咏》之作，正欲读是书者易于成诵，而无临证游移，漫无定见，药证不合之弊也。惟其书，六七年来，虽日夕吟哦，稿凡数十易，然于出词吐气，多不雅驯，批判解释，不无舛错，吾知其不可于口也。是故但愿良庖见技，变山肴以成海错，化鸡肋而为熊蹯，则闻之者匪仅思一染指，且谋果腹。孔子曰：君子成人之美，吾知仁人必欣然借箸焉。成秉真载拜。

方剂索引

F

G

P

Q

R

S

T

W

X

Y

Z